Suman Mukherjee
Sharmistha Dasgupta

Implante Imediato: Novos conceitos e ideias

Suman Mukherjee
Sharmistha Dasgupta

Implante Imediato: Novos conceitos e ideias

ScienciaScripts

Cover image: www.ingimage.com

Este livro é uma tradução do original publicado sob ISBN 978-620-0-30619-7.

Publisher:
Sciencia Scripts
is a trademark of
International Book Market Service Ltd., member of OmniScriptum Publishing Group
17 Meldrum Street, Beau Bassin 71504, Mauritius
Printed at: see last page
ISBN: 978-620-2-84685-1

Implantes imediatos

Dr. Suman Mukherjee

Dra. Sharmistha Dasgupta

Conteúdos

Introdução

"Cada dente na cabeça de um homem é mais valioso do que um diamante".

~ Miguel de Cervantus.

A perda de dentes é uma das preocupações trágicas & infelicidade para os seres humanos no século XXI. Embora uma notável mudança generalizada tenha ocorrido nos últimos 100 anos, uma grande procura de substituição estética dos dentes naturais tem sido uma grande preocupação nos últimos tempos. Estatísticas fornecidas pela Associação Americana de Cirurgiões Orais e Maxilo-faciais mostram que 69% dos adultos com idades compreendidas entre os 35 e os 44 anos perderam pelo menos um dente permanente devido a um acidente, doença gengival, um canal radicular falhado ou cárie dentária. Além disso, aos 74 anos de idade, 26% dos adultos perderam todos os seus dentes permanentes. E como tal, os implantes dentários surgiram como uma das especialidades mais significativas da odontologia moderna & para a futura odontologia. Desde que o primeiro implante dentário foi colocado num homem de 34 anos por um cirurgião ortopédico sueco de nome Per-Ingvar Brånemark em 1965 até aos dias de hoje, a dentisteria de implantes tem assistido a uma evolução abrangente1.

Desde o primeiro estudo imediato de implantes publicado até agora, ocorreu uma mudança diversificada no campo dos conceitos, desenhos e protocolos de implantologia dentária.

A colocação imediata do implante pode ser definida como a colocação do implante dentário imediatamente no local da nova tomada de extracção após a extracção dos dentes, com ou sem enxertos ósseos8. Na literatura, o intervalo de tempo para extrair os dentes naturais e colocar o implante imediato varia de acordo com os autores2.

Devem ser tidos em consideração múltiplos factores durante a colocação imediata do implante, desde a anatomia do encaixe até ao desenho de macro e micro implantes.

Estudos clínicos recentes mostraram que os implantes imediatos também podem ser o tratamento de escolha em casos de infecção.

O implante imediato colocado numa tomada de extracção fresca mostrou uma elevada taxa de sucesso e sobrevivência de 93,9 a 100 %. No passado recente, os implantes imediatos ofereceram várias arestas sobre os implantes retardados. O momento da colocação de implantes imediatos oferece um desafio único em comparação com a colocação em outros momentos após a extracção dentária, e como tal ainda é um dos campos de crescimento mais profundo na dentisteria de implantes.

Perspectivas Históricas

Era Antiga: A história dos implantes dentários remonta a 3000 a.C., ao período em que a antiga civilização egípcia prosperou11. Eles tentaram estabilizar dentes que estavam periodontalmente envolvidos com o uso de fio de ligadura feito de ouro. (Fig.1) Os seus manuscritos e textos aludem a várias referências interessantes às dores de dentes12.

Por volta de 500 a.C., os Etruscos personalizaram fitas de ouro soldadas de animais para restaurar a função oral nos seres humanos; também criaram substitutos para dentes de ossos de bois. (Figura 2) Mais ou menos no mesmo período, os fenícios usaram fio de ouro para estabilizar dentes que estavam periodontalmente envolvidos; cerca de 300 a.C., estes povos inovadores usaram dentes esculpidos criativamente de marfim que foram depois estabilizados por fio de ouro para criar uma ponte fixa13.

A primeira evidência de implantes dentários é atribuída à população Maia cerca de 600 D.C., onde se destacaram na utilização de peças de conchas como implantes em substituição dos dentes mandibulares. As radiografias feitas nos anos 70 das mandíbulas maias mostram uma formação óssea compacta em torno dos implantes - osso que se assemelha muito ao que se vê em torno dos implantes de lâminas! Além disso, cerca de 800 d.C., um implante de pedra foi inicialmente preparado e colocado na mandíbula no início da cultura hondurenha12[,13].

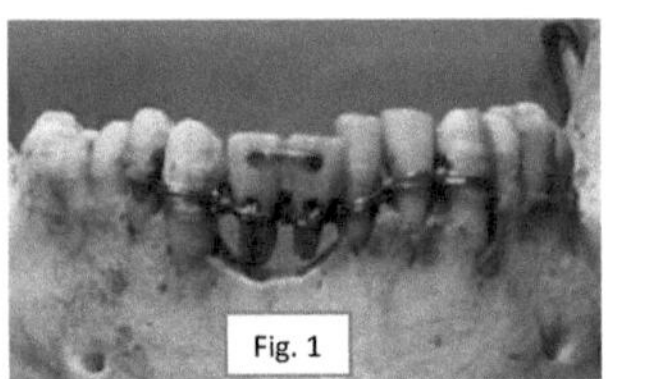

Fig. 1

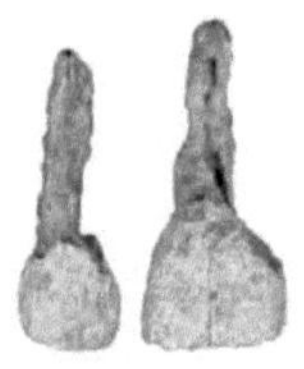

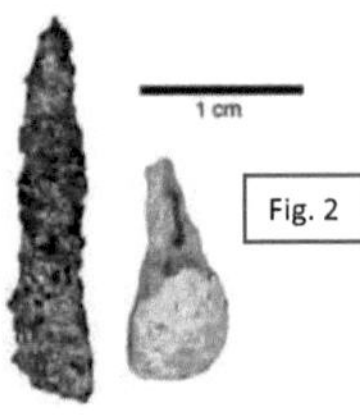

Fig. 2

Emerge de Implante Precoce: Em meados do período de 1600, dentes comprometidos foram estabilizados na Europa com várias substâncias. Desde os anos 1500 até cerca de 1800, os dentes na Europa foram recolhidos dos menos favorecidos ou de cadáveres para o uso de alotransplantação.

Durante este período, o Dr. John Hunter entrou em cena; durante muitos anos trabalhou com "ressurreicionistas" - pessoas que adquiriram cadáveres de forma desleal através do roubo de sepulturas. Ao fazê-lo, pôde observar e documentar com grande detalhe a anatomia da boca e da mandíbula.

Nos anos 1700, o Dr. Hunter sugeriu o transplante de dentes de um humano para outro; a sua experiência envolveu a implantação de um dente incompletamente desenvolvido no pente de um galo. Ele observou um acontecimento extraordinário e espantoso: o dente ficou firmemente embutido no pente do galo e os vasos sanguíneos do galo cresceram directamente para a polpa do dente13[,14].

Em 1809, J. Maggiolo inseriu um tubo de implante de ouro num local de extracção fresco. Este local foi autorizado a cicatrizar e mais tarde foi acrescentada uma coroa; infelizmente, houve uma inflamação extensa da gengiva que seguiu o procedimento13[,14]. Isto foi mencionado no seu livro: "Le Manuel de l'Art du Dentiste" (1809)[16].

Em 1905 a Scholl fez um implante de porcelana em forma de raiz, que consistia numa estrutura ondulada. Ele também propôs um desenho no qual um fio era inicialmente incorporado na superestrutura para formar uma ligação com o resto do dente original

Inúmeras substâncias durante este período de tempo foram utilizadas como implantes; estas incluíam cápsulas de prata, porcelana corrugada, e tubos de irídio13[,15].

Brothers Strock to Building Spirals (1900-1950): O Dr. EJ Greenfield, em 1913, colocou um "cilindro oco de 24 gotas de malha oca de irídio-platina soldado com ouro de 24 quilates" como raiz artificial para "encaixar exactamente a incisão circular feita para ele no osso da mandíbula do paciente"[17].

Na década de 1930, dois irmãos, Drs. Alvin e Moses Strock, fizeram experiências com dispositivos de parafusos ortopédicos feitos de Vitallium (liga de crómio-cobalto). Observaram cuidadosamente como os médicos colocaram com sucesso implantes no osso da anca, pelo que os implantaram tanto em humanos como em cães para restaurar os dentes individuais. O parafuso de Vitallium forneceu ancoragem e suporte para a substituição do dente em falta. Estes irmãos foram reconhecidos pelo seu trabalho na selecção de um metal biocompatível para ser utilizado na dentição humana18.

Os irmãos Strock foram também considerados os primeiros a colocar o primeiro implante endosteal (no osso) bem sucedido. (A propósito, o Dr. Alvin Strock não só trabalhou com materiais de implantes, como também estabeleceu o uso de antibióticos para o tratamento a bordo de infecções periodontais como a boca de trincheira). Em 1938, o Dr. P.B. Adams patenteou um implante cilíndrico endósseo que era rosqueado tanto interna como externamente; tinha um colar gengival liso e uma tampa cicatrizante19.

Um implante endósseo pós-tipo foi desenvolvido por Formiggini ("Pai da Implantologia Moderna") (Fig.3) e Zepponi na década de 1940. O desenho em espiral de aço inoxidável do implante permitiu que o osso crescesse até ao metal. Este implante em espiral foi feito através da construção de um fio de aço inoxidável sobre si mesmo. O Dr. Perron Andres de Espanha modificou o desenho da espiral da Formiggini para incluir uma haste sólida na construção18.

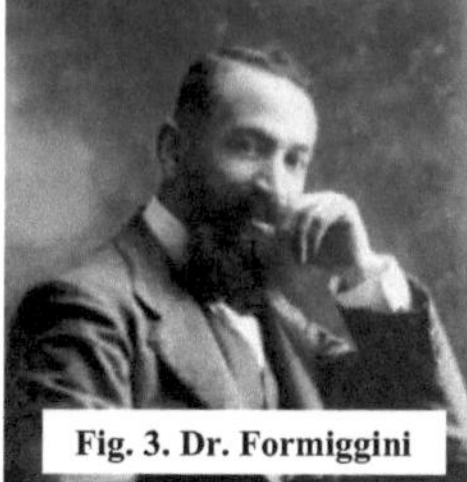

Fig. 3. Dr. Formiggini

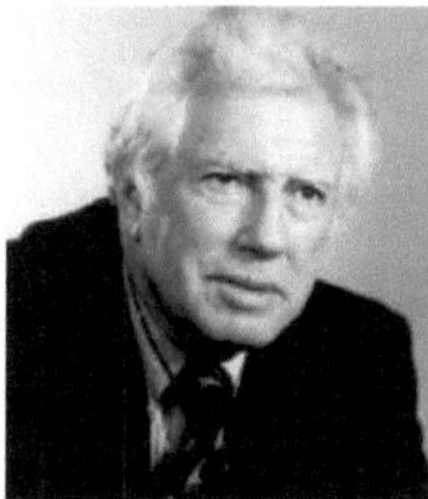

Fig.4. Linkow (25 de Fevereiro de 1926 - 26 de Janeiro de 2017) foi um dentista americano e pioneiro no campo da implantologia oral. Em 1969, foi nomeado para um **Prémio Nobel** da Medicina, o que o tornou o único dentista a ser nomeado para o **prémio. Linkow** detinha 36 patentes em

A descoberta de implantes continua... Os Fabulosos Anos Quarenta e Fantásticos Cinquenta

O Dr. Raphael Chercheve de França acrescentou ao desenho da espiral, criando rebarbas para facilitar a inserção do implante para um melhor ajuste. À medida que a progressão da descoberta do implante continuou, o implante subperiosteal (sobre o osso) foi desenvolvido nos anos 40 por Dahl, na Suécia. 5 O desenho original do implante de Dahl envolvia pilares planos e parafusos que se situavam sobre a crista do rebordo alveolar. O trabalho de Dahl foi levado a cabo por Gershkoff e Goldberg, bem como por Weinberg nos Estados Unidos, de 1947-194818.

Gershkoff e Goldberg produziram um implante de cobalto-crómio-molibdénio com uma extensão do desenho de Dahl para incluir a crista oblíqua externa20. O desenho do implante subperiosteal foi mais investigado e elaborado por Lew, Bausch, e Berman em 195018. Lew utilizou um método de impressão directa que utilizou menos suportes sobre a crista da crista18.

Nos anos 50, o Dr. Bodine observou vários pacientes nas forças armadas; o desenho da estrutura parecia estar agora mais racionalizado e descobriu que eram necessários menos escoras ou vigas. Os furos para os parafusos estavam localizados em áreas onde o osso tinha a maior resistência e espessura21. Esta década também incluiu as inovações do Dr. Lee que introduziu a utilização de um implante endósseo com um poste central18 .

Aumento da Inovação de Implantes: Décadas de 1960-1970

Vários desenhos de implantes expandidos na década de 1960. O Dr. Cherchieve fabricou um implante em espiral de dupla camada; era feito de cobalto e crómio21. Muitos destes eram em forma de parafuso e numa única peça. A haste espiral foi ainda mais aperfeiçoada durante esta década pelo Dr. Giordano Muratori através da adição de rosca interna à haste do implante18 . O desenho básico da espiral foi transformado numa placa plana com várias configurações pelo Dr. Leonard Linkow em 196322[,23].

Em 1967, houve duas variações do implante da lâmina que foram introduzidas pela Linkow, tornando possível a sua colocação quer na maxila quer na mandíbula. Linkow desenvolveu o implante de Ventplant22[,23]. O implante de lâmina é agora reconhecido como um implante endósseo. Mais adiante, a Dra. Sandhaus, em meados dos anos 60, desenvolveu um parafuso ósseo cristalizado cuja composição era principalmente a de alumínio24.

Quando os anos 60 chegaram ao fim e os anos 70 começaram, os médicos Roberts e Roberts iniciaram o desenvolvimento do implante endósseo Ramus Blade. Este implante era feito de aço inoxidável de qualidade cirúrgica; segundo eles, deveria servir como um "terceiro molar sintético"[18]. Também desenvolveram o implante de armação ramus que recebeu a sua estabilidade através da ancoragem no ramus bilateralmente, bem como na área da sínfise. A década de 1970 trouxe a colocação de implantes de carbono vítreo por Grenoble25. Weiss e Judy popularizaram o uso de implantes intramucosos durante este período; os implantes ajudaram na retenção de próteses maxilares removíveis26. Em 1975, um dispositivo de implante colocado através de uma incisão submental e ligado à mandíbula foi introduzido pelo Dr. Small; este foi conhecido como o primeiro implante transosteal chamado implante de grampo mandibular. Isto ajudaria os indivíduos que tinham uma mandíbula desdentada que era atrofiada por natureza27.

O início da era moderna (era Pré-Branemark) 1950-1980: Nos anos 50, o Dr. Bodine observou que os furos para os parafusos estavam localizados em áreas onde o osso tinha a maior resistência e espessura e descobriu que eram necessários menos escoras ou vigas e que o desenho da estrutura era útil28. Esta década incluiu também as inovações do Dr. Lee que introduziu a utilização de um implante endósseo com um poste central. Em 1951, foi criada a Academia de Prótese Dentária de Implantes, que é actualmente conhecida como Academia Americana de Implantologia29.

Em 1956, o Dr. Yamane criou um instituto independente para fazer experiências com animais, que produziu muitos peritos no campo das raízes artificiais. O instituto é actualmente conhecido como o Instituto Japonês de Odontologia Avançada11. Os desenhos de implantes viram um avanço nos anos

60 com o desenho básico em espiral foi modificado pelo Dr. Leonard Linkow em 1963 (Fig.4) [30]. O implante de lâmina foi introduzido por Linkow, tornando possível a sua colocação na maxila ou na mandíbula e é agora reconhecido como um implante endósseo. O conceito de integração Osseo que foi dado por brånemark na Europa 1950 disse que o titânio pode ser integrado com osso revolucionou a história dos implantes dentários31. A técnica Branemark utilizava implantes biocompatíveis de liga de titânio que eram atraumaticamente inseridos no processo alveolar. Isto ficou conhecido como a teoria de Branemark e o conceito de osteointegração floresceu rapidamente na década de 1980, o que trouxe um momento decisivo no campo clínico dos implantes. O primeiro implante tipo parafuso chamado Ventplant, que foi concluído em 1963 e actualmente referido como implante auto-roscante, que é coberto por roscas de parafuso com um desenho de gaiola aberta. A liga de cobalto-crómio foi utilizada como material metálico, mas diz-se que foi substituída por titânio devido aos resultados da investigação da Branemark. Portanto, a planta de Vent desapareceu antes de ver a luz do dia.

Embora esta tendência também tenha sido observada no Japão, Kawahara e Kyocera Co. Ltd. tiveram sucesso na formação de alumina monocristalina em 1975. Bioceram, que é o nome do produto, tornou-se o primeiro implante feito no Japão, tanto para uso doméstico como no estrangeiro. Foi dito que o Bioceram foi implantado em mais de 60.000 pacientes e foi o implante mais difundido e bem pesquisado entre os implantes dentários fabricados no Japão.

Em 1974, a ADA recomendou que "os implantes dentários endósseos sejam considerados como estando na nova fase técnica e necessitando de investigação científica contínua...os implantes dentários endósseos não são recomendados neste momento para uso clínico de rotina". Contudo, no início da década de 1980, o Conselho de Materiais e Dispositivos Dentários da ADA aceitou provisoriamente os implantes dentários endósseos com base em alguns critérios e precauções seleccionados.

Em 1978, realizou-se a Conferência de Consenso de Harvard para estabelecer um consenso sobre a utilização de implantes na Universidade de Harvard, e o padrão para um implante bem sucedido foi estabelecido sobre se o implante permaneceu incorporado e funcional durante cinco anos. Este padrão pode parecer extremamente curto, mas ilustra quais eram as expectativas dos tratamentos com implantes na altura.

Nos anos 80, o Professor Zarb da Universidade de Toronto desempenhou um papel central na realização da Conferência de Toronto sobre Osseointegração na Odontologia Clínica, onde Branemark apresentou os resultados da sua investigação durante 30 anos e a sua prática clínica durante quase 20 anos.

Com esta Conferência como um ponto de viragem, o Regime Branemark espalhou-se pela América do Norte. O regime típico de Branemark durante este período consistiu em implantar quatro a seis fixações no forame mental do maxilar inferior, com a subsequente colocação de cantilever bilateral como a prótese padrão e advogou uma técnica cirúrgica em duas fases que se generalizou por todo o mundo e muitos clones deste desenho foram produzidos e continuam a ser utilizados até hoje11[,31].

A base científica da implantologia (A era Branemark) 1980-2000: No final dos anos 80, o movimento revolucionário do regime Branemark varreu o Japão da mesma forma, e teve lugar um surto na investigação de implantes. Este movimento foi um tipo diferente visto com a Blade de Linkow ou a Bioceramerâmica que teve as suas lutas, e tem continuado a sua utilização até aos dias de hoje. O Professor Branemark publicou um artigo cobrindo todos os dados que tinha acumulado sobre implantes de titânio em 1981. Ele seguiu o seu grupo original de pacientes com implantes dentários durante 20 anos.

A Conferência de Toronto sobre Osteointegração em Odontologia Clínica criou as primeiras directrizes para o que seria considerado como uma odontologia de implantes bem sucedida, realizou-se em 1982.

Em 1986, apenas um implante endósseo, o Biotes (Nobelpharama, Gothenburg, Suécia), foi aceite pela ADA[8]. Mesmo até este período, a ADA acreditava que havia necessidade de uma revisão científica contínua e recomendava o uso restrito dos mesmos para uso clínico de rotina. Em 1988-1989, mais três sistemas de implantes receberam aprovação provisória pelo Council on Dental Materials and Devices; estes são o IMZ-Interpore Osseintegrated Implant System (Interpore International, Skypark Circle, Irvine, CA92714). Oratronics Blade Implant system (Oratronics Inc Corporation, 405 Lexington Avenue, New York, NY 10174). Core Vent Vent Implant System (Core Vent Corporation, 14821 Ventura Boulevard, Encio, CA 91436).

Nesta altura, realizou-se em Bethesda (1988) a segunda Conferência de Consenso sobre Implantes do Instituto Nacional de Saúde (NIH). Desde então, a Food and Drug Administration exerceu o seu controlo, empregando testes extensivos, rigorosos e sofisticados em animais e humanos de dispositivos de implantes dentários antes da sua comercialização.

O Dr. David Scharf, em 1988, coloca o seu primeiro implante dentário. O dentista geral está a ser inundado com cursos de fim-de-semana que os seduzem a começar a colocar implantes dentários e a aprender à medida que vão indo nos seus pacientes. O Dr. Scharf tem estado envolvido com implantes dentários modernos quase desde o seu início, dando-lhe um nível de especialização que poucos dentistas atingem.

O Dr. David Scharf publica dados em 1993 no Journal of Oral and Maxillofacial Implants mostrando que os implantes podem ter a mesma elevada taxa de sucesso quando colocados num consultório dentário em condições assépticas que quando são colocados numa sala de operações. Este avanço abre caminho para a prática rotineira de colocação de implantes dentários no consultório em vez de um dispendioso ambiente de sala de operações hospitalar11.

Era pós-Branemark 2000 -2015: Um inquérito da ADA em 2002 mostrou uma ampla aceitação dos implantes dentários como o método preferido de substituição dentária. Em 2004, Genget al. descreveu quatro configurações de rosca comuns: rosca v, rosca fina, contrafortes, e rosca quadrada. Estas foram muito significativas no que diz respeito à distribuição de tensão e resolução de problemas32. Mehraliet em 2013 deu uma concepção significativa de implantes para os ossos porosos, que apresentam adaptação biológica e são chamados materiais classificados funcionalmente (MGF). Estes estão a ganhar uma atenção significativa nas aplicações de implantes dentários33.

Nas últimas tendências, a Análise de Elementos Finos34 e a concepção assistida por computador e tecnologia de fabrico assistida por computador35 são utilizadas no fabrico de implantes. Os modelos tridimensionais computorizados que têm sido amplamente utilizados para prever as características de distribuição de tensão nos implantes ósseos circundantes. Os desenhos de implantes são influenciados tanto pelas dimensões do implante como pela ligação biomecânica formada entre o osso e o implante.

Nos recentes estudos clínicos Blaschkeet al relatou que os implantes dentários feitos de zircónio são uma alternativa viável aos implantes dentários de titânio. Além de excelentes resultados cosméticos, os implantes de zircónia permitem um grau de osseointegração e resposta dos tecidos moles superior ao dos implantes dentários de titânio36.

Quadro 1: História da Implantologia na época da Civilização Maia37

Investigadores	Lugar	Período	Implante como substância
Popenoe, um arqueólogo (1931)	Playa-de-los Muertos no vale do rio Ulna, nas Honduras, na América Central	600 D.C.	Dente artificial esculpido a partir de uma pedra escura - incisivo lateral esquerdo mandibular
		800 D.C.	Três pedaços de concha em forma de dente -semelhança dos incisivos inferiores - biomaterial aloplástico

Quadro 2: História da Implantologia - com base em eras38

Períodos	Hora
1000 D.C.	O ano antigo
1000 - 1800	O período medieval
1801 - 1910	O período de fundação
1911 – 1935	A era pré-moderna
1936 - 1978	O alvorecer da era moderna (era Pre - Branemark)
1978 - 1998	A base científica da Implantologia (A era Branemark)
1998 - era actual	Posto - era Branemark - carregamento imediato

Quadro 3: Era emergente da Implantologia na Índia (1988 - 1993)[38]

Período de tempo	Área	Cientistas	Conferência

25 e 26 de Dezembro, 1988	Mumbai	Dr. F.D. Mirza. Dra. Halina Kay de Chicago, EUA, & Dr. Fani Rousmelioti Margariti de Atenas, Grécia.	Conferência sobre Implantologia
27 de Dezembro, 1988	Pune	A palestra de Oração da Associação Dental foi instituída (cortesia da M/S Colgate Palmolive (I) Ltd.) na sua conferência anual na palestra de Oração.	Sintetização e Implantologia Oral".
Dez 1989	Goa	17ª Conferência da Sociedade Indiana de Dentisteria Protética	1 - curso de um dia de pré-conferência sobre implantes dentários
15 de Setembro, 1989		Dr. F.D. Mirza	Fundação da Sociedade de Implantologia Oral de Bombaim Renomeada Sociedade Indiana de Implantologia Oral Academia Indiana de Implantologia, um capítulo indiano da Academia Americana de Implantologia, foi formada
1991	Mumbai	Dr. Pankaj Narkhere	
Jan 1993	Calcutá, Universidade de Jadavpur	Dr. T.K. Pal - Implante dentário revestido com HA	6ª Conferência Nacional sobre Biomateriais e Órgão Artificial.

Quadro 4: Cenário internacional na Ásia[31,39]

Período de tempo	**Área**	**Cientistas**	**Conferência**
10-12 de Fevereiro, 1990	Tóquio	Dr. A. K. Das (Prostodontista) - Indore	1ª Conferência Internacional sobre Implante Oral para Odontologia - Associação Japonesa de Implantes Dentários Clínicos
Maio de 1993. **Esta foi verdadeiramente a primeira conferência global de sempre realizada na Índia.**	Dr. D. Y. Patil Dental College em Navi Mumbai	Dr. T. K. Pal (Periodontista)- Interface óssea Dr. Amit K. Ray (Prostodontista)- Utilização de titânio em prótese maxilo-facial-craniana.	

Perspectivas Gerais

Fundamentação da PII

Uma das razões para a colocação imediata de implantes e restauração provisória é a preservação do osso alveolar e da arquitectura adjacente de tecidos moles após uma extracção dentária, juntamente com a obtenção de um resultado que seja ao mesmo tempo funcional e estético. Outros objectivos incluem um tratamento mais curto e menos invasivo94. A colocação imediata do implante não deve ser realizada em locais com placas ósseas vestibulares não intactas. A localização ideal do implante pode ser alcançada desde que o dente extraído tenha um alinhamento desejável e que haja o máximo suporte de tecido mole. O PII também reduz a morbilidade cirúrgica e tem melhor aceitação pelos pacientes10[, 94-95].

Classificação dos Implantes Imediatos

WILSON AND WEBER utilizou os termos Immediate, Recent, Delayed, and Mature to describe the timing of implant placement in relation to soft tissue healing and the predictability of guided-bone regeneration procedures96.

No entanto, não foram fornecidas directrizes para o intervalo de tempo associado a estes termos. **MAYFIELD et al97** utilizaram os termos,

i. Imediatamente- Intervalo de tempo de zero semanas após a extracção
ii. Atrasado - Intervalo de tempo de 6 a 10 semanas após a extracção
iii. Intervalo de tempo de extracção de 6 meses ou mais. O intervalo entre 10 semanas e seis meses não foi abordado.

HAMMERLE et al (2004) E ESPOSITO et al (2006) :

(De acordo com o tempo de colocação do implante)[98]

Autor	Classificação	Colocação de Implantes
HAMMER LE et al	Tipo I	Em tomadas de extracção frescas
	Tipo II	Após a cobertura de tecido mole (4-8 semanas)
	Tipo III	Preenchimento ósseo radiográfico (12-16 semanas)
	Tipo IV	Tomadas cicatrizadas (>16 semanas)
ESPOSITO et al.	Imediatamente	Em tomadas de extracção frescas
	Atraso Imediato	< 8 semanas pós extracção
	Atrasado	>8 semanas pós extracção

GARBER et al 2007 (De acordo com o calendário da extracção dentária e colocação de implantes)[99]

Classe I: Extracção, com colocação imediata do implante directamente na tomada de extracção via,

(a) Colocação de implantes "sem incisão".

(b) Criação de uma aba mucoperiosteal e colocação do implante na tomada de extracção concomitante com qualquer um dos dois,

i. Aumento ósseo ósseo ou regeneração óssea guiada (GBR)

ii. Tecido conjuntivo ou aloenxerto

Classe II: Colocação precoce de implantes. O implante é colocado após a extracção, e os tecidos moles são autorizados a cicatrizar durante 6 a 8 semanas. O GBR pode ser realizado no momento da extracção e/ou no momento da colocação do implante.

Classe III: Atraso na colocação de implantes. O implante é colocado um mínimo de 4 a 6 meses após a extracção, com preservação do rebordo alveolar utilizando técnicas de enxerto e/ou GBR, quer no momento da extracção quer concomitantemente com a colocação do implante. A reconstrução do tecido mole nestes casos será invariavelmente necessária.

GARBER et al (Com base tanto nos níveis ósseos como nos tecidos moles do local potencial no momento da extracção99.

Classe	Biótipo Bucal Ossos e Gengivais	Técnica de Colocação de Implantes Viáveis	Resultados Esperados da Colocação Imediata de Implantes	Indicação para Colocação Imediata de Implantes
I	Intacto com biótipo gengival espesso.	Imediata sem reflexão da aba (sem incisão)	Optimal	Sim
II	Intacto com um biótipo gengival mais fino e com mais vieiras.	Imediata com enxerto de tecido conjuntivo ou enxerto de tecido conjuntivo encenado	Bom	Sim
III	Colocação deficiente, mas possível de implantes na restante caixa alveolar da tomada de extracção.	Imediata com regeneração óssea guiada simultânea e enxerto de tecido conjuntivo ou seguida de enxerto de tecido conjuntivo escalonado	Aceitável	Limitado
IV	Deficientes e implantes podem desviar-se das caixas alveolares	Atrasado	Inaceitável	Não

No entanto, muitos outros clínicos como Werbitt MJ, Lazzara RJ, Parel SM definiram as mesmas terminologias em vários protocolos de planeamento de tratamento com implantes. Assim, é necessário introduzir definições mais claras de colocação de implantes, baseadas nas alterações morfológicas, dimensionais e histológicas após a extracção dentária100-102.

Classificação das tomadas:

Pre-operative classification of extraction sites (Salama & Salama)

	Bone dimensions	*Discrepancy between implant head and neck of adjacent teeth*	*Gingival recession*	*Esthetics*
TYPE 1	4- or 3-wall socket Minimal resorption Sufficient bone beyond apex ↘ Ideal for immediate implant placement	Acceptable	Manageable	Not essential
TYPE 2	Bone dehicence >5mm ↘ Orthodontic extrusive augmentation required	Substantial	Significant	Essential
TYPE 3	Inadequate vertical & buccolingual bone Recession & severe loss of labial bone plate Severe circumferential & angular defects ↘ Not suitable for immediate implant placement	-	-	-

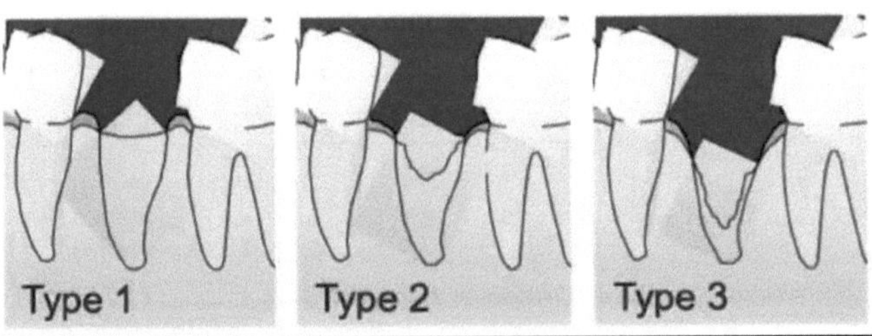

Fig 5: Pré - Classificação Operacional da Tomada (Salama & Salama)

Classificação Elian

A classificação de Elian et al baseia-se na perda de tecidos moles e duros antes da extracção. De qualquer modo, as recomendações de tratamento, nessa altura, encontram-se abaixo.

A placa óssea tipo 1-Labial e os tecidos moles associados estão completamente intactos.

O tecido tipo 2-Soft está presente, mas existe um defeito ósseo de deiscência que é indicativo da ausência parcial ou total da placa óssea labial.

O defeito de recessão tipo 3-Midfacial está presente, representando a perda da placa óssea labial e dos tecidos moles.

Tarnow e Chu têm uma subclassificação adicional da categoria Tipo 2, o que parece ser uma quebra bastante óbvia pela quantidade de perda óssea presente. (Fig.6)

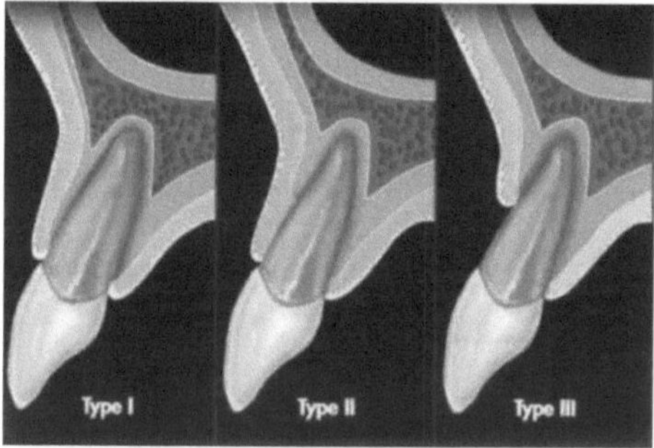

Fig.6

Classificações de tomadas e protocolo de tratamento

As recomendações de Elian et al para o seu sistema de classificação podem estar desactualizadas e é apenas para os casos em que não está a fazer um implante imediato. As tomadas de tipo I são casos simples de enxerto ósseo. As tomadas de Tipo II são fáceis de diagnosticar erroneamente como Tipo I devido à dificuldade de determinar a presença da placa vestibular. Os casos do Tipo II utilizam a técnica de enxerto ósseo de cone de gelado. As tomadas de tipo III requerem múltiplas etapas e cirurgias com SECTG.

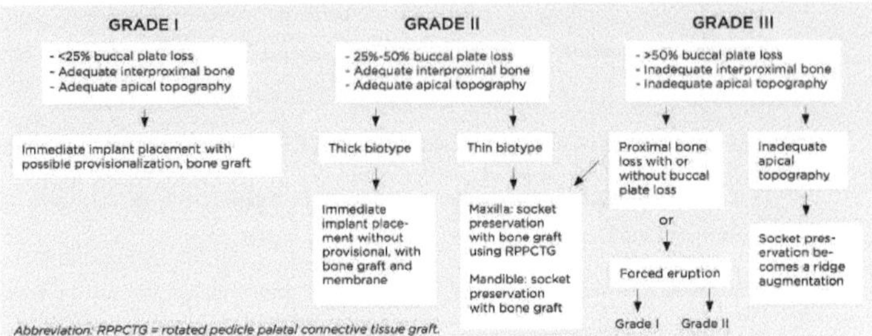

Como anteriormente citado, Elian et al descreveram uma classificação de tomadas de extracção de Tipo 2 onde o tecido mole está presente mas a tábua óssea labial está ausente. No entanto, a seguinte subclassificação das tomadas Tipo 2 quando os tecidos moles estão intactos é utilizada para quantificar a ausência da tábua óssea labial: (Fig.7)

Tipo 2A-ausência do um terço coronal da placa óssea labial da tomada de extracção 5 mm a 6 mm da margem gengival livre (MGF).

Tipo 2B- ausência do meio a dois terços da placa óssea vestibular da tomada de extracção, aproximadamente 7 mm a 9 mm da MGF.

Tipo 2C - ausência do um terço apical da placa óssea labial da tomada de extracção 10 mm ou mais da MGF .

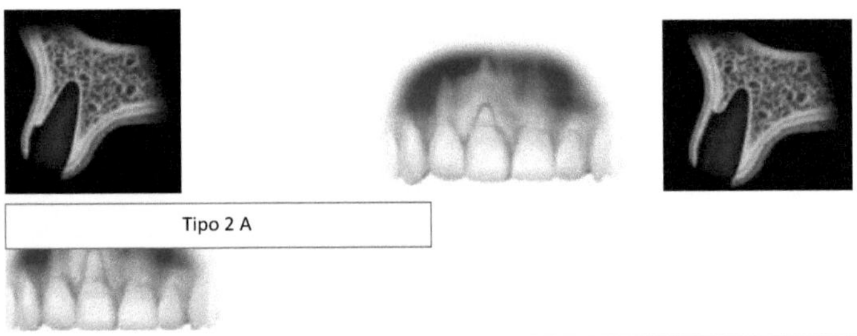

Tipo 2 A

Tipo 2 B

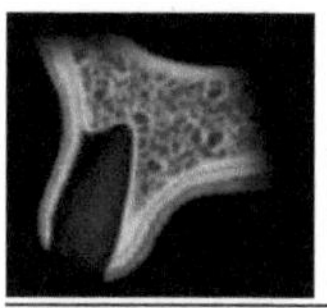

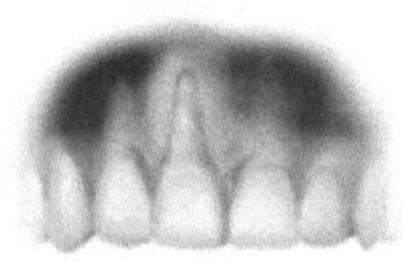

Fig.7: Subclassificação de Elian et.al Tipo 2 Tomada por Tarnow e Chu

Tipo 2C

<u>CLASSIFICAÇÃO DO FUNDAMENTO DEFEITO DE EXTRACÇÃO</u>

(Fig. 7 - 8)

Table 1. The extraction defect sounding classification

Defect type	*General assessment*	*Socket walls affected*	*Biotype*	*Hard tissue*	*Distance to reference*	*Ideal soft-tissue*	*Treatment recommendations*
EDS-1	Pristine	0	Thick	0 mm	0-3 mm	Predictable	Immediate implant (one-stage)
EDS-2	Pristine to slight damage	0-1	Thin or thick	0-2 mm	3-5 mm	Achievable but not predictable	Site preservation or immediate implant (one- or two-stage)
EDS-3	Moderate damage	1-2	Thin or thick	3-5 mm	6-8 mm	Slight compromise	Site preservation then implant placement (two-stage)
EDS-4	Severe damage	2-3	Thin or thick	≥ 6 mm	≥ 9 mm	Compromised	Site preservation then site development then implant placement (three-stage)

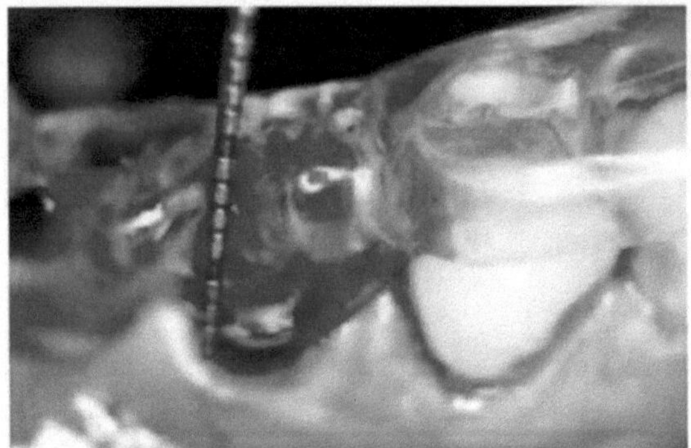

I **Fig. 7** The EDS classification uses a surgical template to make measurements to critical landmarks immediately following tooth extraction

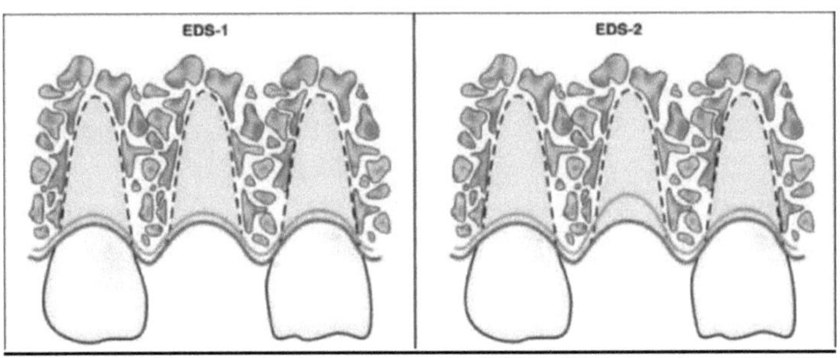

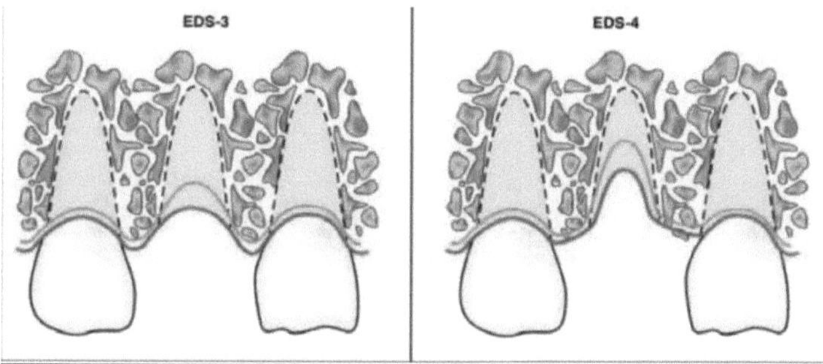

Figura 8: Classificação EDS das tomadas de extracção para colocação imediata de implantes.

Necessidade de Implantes Imediatos

Num relatório de Denissen HW, Kalk W, Erdhis HA, Van Waas MA, um atraso de 3 meses ou mais após a extracção do dente na maxila anterior resultou numa fase tão avançada de reabsorção, que só foi possível utilizar implantes de diâmetro estreito. Devido a estas alterações dimensionais externas e internas no encaixe e alterações dimensionais da mucosa após 1 ano, estes locais podem não ser adequados para a colocação de implantes103.

Indicações para Implantes Imediatos:

A implantação primária é fundamentalmente indicada para a substituição de dentes por patologias não passíveis de tratamento, tais como cáries ou fracturas. Os implantes imediatos são também indicados simultaneamente à remoção de caninos e dentes temporais impactados104-6.

A implantação imediata pode ser realizada na extracção de dentes com lesões apicais crónicas que não são susceptíveis de melhorar com tratamento endodôntico e cirurgia apical. et al., num estudo em cães, inseriram implantes imediatos em locais com infecção periapical crónica de Novae. Estes autores relataram bons resultados e salientaram que apesar dos sinais evidentes de doença periapical, a colocação de implantes não está contra-indicada se for fornecida cobertura antibiótica pré e pós-operatória e se for assegurada uma limpeza adequada do leito alveolar antes do implante [105,107-8].

Embora a implantação imediata possa ser indicada em paralelo à extracção de dentes com problemas periodontais graves, Ibbott et al., relataram um caso envolvendo um abcesso periodontal agudo associado à colocação imediata de implantes, num paciente em fase de manutenção105-110. Em resumo:

1. Dentes decíduos retidos

2. Dentes cariados não restauráveis

3. Fractura da raiz vertical/horizontal

4. Dentes envolvidos Periodontalmente

5. Infecção periapical/ periodontal crónica

6. Defeitos de fenestração2

Contra-indicações para implantes imediatos

A existência de um processo inflamatório periapical agudo constitui uma contra-indicação absoluta à implantação imediata. No caso do diâmetro do implante de encaixe, discrepâncias superiores a 5 mm, que deixariam a maior parte do implante sem contacto ósseo, regeneração óssea prévia e implantação retardada, podem ser consideradas105.[108.110]. Em resumo:

1. Infecções periapicais/periodontais agudas

2. Proximidade a estruturas anatómicas vitais

3. Sítios que necessitam de regeneração óssea guiada

4. Pacientes com linha labial alta

5. Fenótipo do tecido

6. Defeitos de deiscência2

Contra-indicações e Aumento do risco de colocação de implantes

	Disease	Assessment
Medical contraindications	• acute infectious diseases	– absolute, but temporarily; wait for recovery
	• chemotherapy	– absolute, but temporarily; reduced immune status
	• systemic bisphosphonate medication (≥2 yr)	– risk of bisphosphonate-induced osteonecrosis (BON)
	• renal osteodystrophia	– increased risk for infection, reduced bone density
	• severe psychosis	– absolute; risk of regarding the implant as foreign body and requesting removal despite of successful osseointegration
	• depression	– relative
	• pregnancy	– absolute, but temporarily; to avoid additional stress and radiation exposure
	• unfinished cranial growth with incomplete tooth eruption	– relative, but temporarily; to avoid any harm to the growth plates, to avoid inadequate implant position in relation to the residual dentition; utilize hand-wrist radiograph to evaluate end of skeletal growth single tooth implants in the anterior region not before 25th yr of age.[5]
Intra-oral contraindications	• pathologic findings at the oral soft- and/or hard tissues	– temporarily; increased risk for infection, wait until healing is completed
Increased risk for implant failure	• post head and neck radiation therapy	– reduced bone remodelling, risk of osteoradionecrosis, implant placement 6–8 weeks before or ≥1 yr after radiotherapy
	• osteoporosis	– reduced bone to implant contact;[6] consider calcium substitution, prolong healing period and avoid high torque levels for abutment screw fixation
	• uncontrolled diabetes	– eventually wound healing problems (impaired immunity, microvascular diseases)
	• status post chemotherapy, immuno-suppressants or steroid long-term medication, HIV infection	– eventually wound healing problems, medical advice required (consider corticosteroid cover)
	• alcohol and drug abuse, heavy smoking ≥20 cig/d	– eventually wound healing problems, locally reduced vascularization[7]
	• history of aggressive periodontitis	– increased risk to develop peri-implantitis

Vantagens dos implantes imediatos

Uma das vantagens da implantação imediata é que a reabsorção do processo alveolar pós extracção é reduzida, proporcionando assim melhores resultados funcionais e estéticos.

Outra vantagem é representada por uma redução no tempo de tratamento, uma vez que com a colocação imediata não é necessário esperar 6-9 meses para que a cura e neoformação óssea do leito da tomada tenha lugar105[,108,111]. A aceitação desta vantagem por parte do paciente é boa, e o stress psicológico é evitado através da supressão da necessidade de repetir a cirurgia para implante105-6[,110].

A preservação da componente cortical vestibular permite uma colocação precisa do implante, melhora o perfil de emergência protética, e além disso preserva a morfologia dos tecidos moles peri-implantares; proporcionando assim um melhor desempenho estético-protético108[,110-11]. Em resumo:

1. Redução do número de intervenções cirúrgicas e do tempo de tratamento necessário.
2. A largura e altura do osso alveolar é preservada, permitindo uma utilização máxima da área de superfície osso-implante.
3. Angulações dentárias, ou seja, a localização ideal do implante mesiodistala e vestibulolingual pode ser alcançada desde que o dente extraído tenha um alinhamento desejável, o comprimento da coroa esteja em harmonia com os dentes adjacentes, a vieira natural e a papila distinta sejam mais fáceis de alcançar e haja um suporte máximo de tecido mole.
4. A orientação ideal do implante.
5. Preservação do osso no local de extracção
6. A estética ideal dos tecidos moles pode ser alcançada112.

Desvantagens dos implantes imediatos:

1. Localização do dente: O desalinhamento do dente extraído pode levar a uma angulação desfavorável da fixação.
2. Anchorage: A estabilização pode exigir mais osso do que o disponível para além do ápice. Quando estruturas vitais, tais como o seio maxilar ou o nervo alveolar inferior estão intimamente relacionadas com o ápice, a implantação imediata pode ter consequências perigosas.
3. Desenho de aba. A condição mucogingival em torno da tomada de extracção pode ser desfavorável ao fecho primário.
4. Presença de infecção112.

Perspectivas clínicas

Considerações básicas para a colocação de implantes

O perfil de risco do paciente tem de ser avaliado antes de planear qualquer terapia com implantes (Koh et al. 2010, Chen et al. 2014). Para avaliar os riscos estéticos, pode ser utilizado o perfil de risco proposto pelo ITI (Tabela 1, Martin et al. 2006).

	Risco baixo	Risco Moderado	Risco elevado
Situação médica	Paciente saudável e cooperativo com um sistema imunitário intacto		Sistema Imunitário Reduzido
Hábito de fumar	Não fumador	Fumador ligeiro <10 charutos/dia	Fumador pesado >10 charutos/dia
Expectativas estéticas dos pacientes	Baixo	Médio	Alto
Linha labial	Baixo	Médio	Alto
Biótipo Gengival	Baixo, com vieiras, grosso	Vieiras de média dimensão, de média espessura	Vieiras altas, finas
Forma da coroa do dente	Rectangular	Ligeiramente triangular	triangular
Infecções no local do implante	Nenhum	Tratamento crónico	Acute
Nível ósseo nos dentes adjacentes	≤5mm para ponto de contacto	5,5 a 6,5mm para o ponto de contacto	≥7mm para ponto de contacto
Estado restaurativo nos dentes adjacentes	Virgem		Restaurado

Largura de vão edêntulo	1 dente (≥7mm)	1 dente (≤7mm)	2 dentes ou mais
Anatomia dos tecidos moles	Tecido mole intacto		Defeitos dos tecidos moles
Anatomia óssea na crista alveolar	Crista alveolar sem deficiência óssea	Deficiência óssea horizontal	Deficiência óssea vertical

O cirurgião tem de considerar os princípios biológicos da formação óssea e da osseointegração: Se os defeitos ósseos excederem um tamanho crítico, não se curarão espontaneamente e o enxerto ósseo tem de ser realizado (Chen et al. 2004). A hemorragia no defeito é crítica, uma vez que a formação de um coágulo sanguíneo estável é um pré-requisito para a vascularização e o crescimento ósseo (Wang et al. 2006). Deve reconhecer-se que a subsequente contracção do coágulo sanguíneo e retracção das paredes ósseas pode comprometer a cicatrização óssea e resultar em necrose.

Devido à reabsorção do osso do feixe, a extracção dentária é normalmente seguida de perda de tecido duro e mole (Schropp et al. 2003, Araujo et al. 2005).

Esta reabsorção tem lugar independentemente da colocação imediata do implante e especialmente em locais com paredes ósseas vestibulares finas, tais como as frequentemente presentes na região anterior (Botticelli et al. 2004a, Huynh Ba et al. 2010).

Recomenda-se um procedimento de conservação das cristas para manter as dimensões das cumeadas (Vignoletti et al. 2012, Hämmerle et al. 2012). De acordo com Hämmerle et al., a conservação das cristas é realizada para manter o envelope de tecido mole e duro existente, manter um volume estável das cristas para óptimos resultados funcionais e estéticos e para simplificar os procedimentos de tratamento posteriores.

A estabilidade do coágulo é um pré-requisito para a formação de novos ossos (Wang et al. 2006). Por conseguinte, o material do enxerto deve ser estabilizado e imobilizado. O material de enxerto ósseo aloplástico O GUIA de fácil enxerto endurece in situ quando em contacto com o sangue. Isto pode apresentar uma vantagem relevante sobre o material de enxerto de partículas em certas indicações (Troedhan et al. 2014).

A escolha do formato de reabsorção (easygraft CLASSIC ou easygraft CRYSTAL) depende da situação clínica individual e da preferência do cirurgião.

Membranas e materiais de barreira, tais como a barreira da matriz do GUIDOR, são normalmente aplicadas sobre o defeito para evitar o crescimento de tecido mole e melhorar ainda mais a contenção e estabilização dos enxertos (Wang et al. 2006, Lundgren et al. 1994b).

Em sítios estéticos, pode ser necessário criar um perfil óptimo de emergência de tecidos moles utilizando restaurações provisórias apropriadas (Koh et al. 2010). No caso de uma linha labial alta e um biótipo fino, os cirurgiões devem estar conscientes da consideração de colocar um enxerto de tecido conjuntivo ou material alternativo adequado para engrossar o tecido mole.

Como em qualquer procedimento cirúrgico, os cirurgiões devem estar familiarizados com os procedimentos de tratamento e devem seguir directrizes gerais para a terapia cirúrgica e de implantes.

10 Chaves para Implantes Imediatos de Zona Estética de Sucesso Único

Classificação SAC

A classificação simples, avançada e complexa (SAC) foi concebida para ajudar os clínicos no planeamento do tratamento de casos de implantes dentários. Os casos são estratificados pelo grau de risco e complexidade cirúrgica e restauradora, tanto para as fases cirúrgica como protética do tratamento.

Inclui 2 tratamentos-planeamento, 5 cirúrgicos, e 3 chaves protéticas, que, colectivamente, visam minimizar as complicações dos tecidos moles e duros para uma restauração estética óptima dos implantes.

As 10 chaves são as seguintes:

1. Avaliação do risco estético (ERA). O caso de cada paciente é revisto para que se possam determinar os seus critérios específicos de risco estético para colocação imediata na zona estética.

2. Plano tomográfico. A análise de TCFC e um plano de tratamento com base na restauração são realizados para avaliar a espessura óssea vestibular adequada e determinar a posição sagital da raiz (SRP) do dente, a forma alveolar, e a posição planeada do implante.

3. Extracção de dentes minimamente traumática. A extracção é realizada sem reflexão de retalho (se possível) com avaliação do estado da placa vestibular.

4. Colocação de implantes 3D em bom osso disponível tanto apicalmente como palacialmente ao longo da parede palatina. Isto ajudará a assegurar uma restauração provisória e final, de preferência aparafusada. Idealmente, é utilizado um molde guia cirúrgico anatomicamente correcto (ACSGT).

5. Utilização de um implante mais estreito (3,3 mm a 4,3 mm) versus um implante de maior diâmetro (4,5 mm ou mais). Um implante mais estreito assegurará pelo menos uma abertura de 2-mm a 3-mm-bucais adjacente à parede da tomada bucal intacta. Isto pode ser pré-planejado com uma análise cuidadosa da TCFC e uma compreensão do plano de restauração.

6. Enxerto ósseo de fenda bucal. Um material ósseo mineralizado de baixa substituição (mineral de osso bovino desprotegido [DBBM] ou aloenxerto ósseo congelado [FDBA]) é utilizado para enxerto ósseo da fenda vestibular.

7. Enxerto gengival facial. Isto é feito usando tecido conjuntivo palatino colocado num envelope bucal sob o tecido marginal bucal e facial até à placa bucal intacta para aumentar a gengiva existente de modo a que esta seja espessa.

8. Gestão imediata do contorno do perfil de emergência do implante. O objectivo é preservar os contornos dos tecidos moles e da zona de transição utilizando um perfil de emergência anatomicamente correcto ou ligeiramente sub-contornado com um perfil de emergência provisório imediato aparafusado ou um pilar de cicatrização personalizável.

9. Técnica de coifa de impressão personalizada. Quando a equipa está satisfeita com a estética de tecidos moles desenvolvida na fase provisória, é utilizada uma técnica de coifa de impressão personalizada para duplicar a zona de transição, que é replicada na impressão final e transferida para o modelo de laboratório.

10. Restauração final com uma coroa aparafusada. Se não for possível a retenção por parafuso directo, os pilares de stock devem ser evitados porque é difícil remover o excesso de cimento das margens interproximais profundas. Um pilar personalizado anatomicamente contornado com uma interface de implante de titânio deve ser fabricado com a linha final de cimento facial não mais profunda do que 1 mm circunferencialmente. Se forem necessárias restaurações cimentadas, o cimento radiopaco deve ser utilizado através de uma técnica de carga mínima de cimento (i. e. , técnica de copiar o pilar)[238].

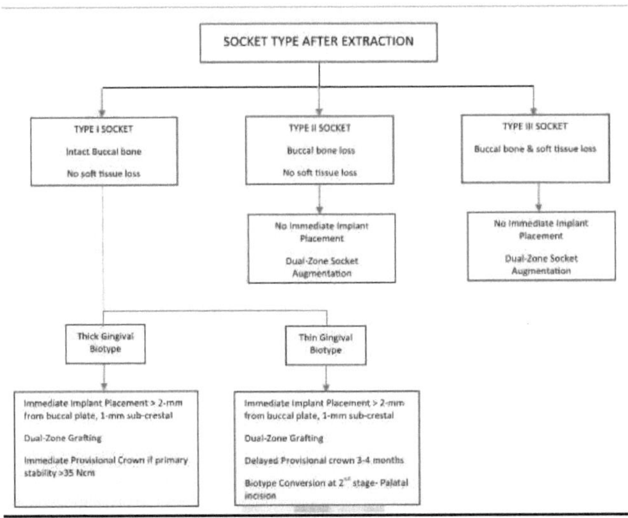

<u>Fluxograma para colocação imediata de implantes na zona estética</u>

(Bhola, et al.: Implantes imediatos para o sucesso estético)

Regra de 5 triângulos para Colocação de Implantes Estéticos Imediatos

Preservar os tecidos moles e duros uma vez iniciado um tratamento com implantes é um objectivo crucial. A intenção de colocar implantes imediatos é tentar preservar o contorno, dimensão e também, diminuir o tempo de tratamento & no entanto, os implantes imediatos requerem uma selecção precisa do caso para se obterem resultados bem sucedidos. Se as condições não forem favoráveis, uma abordagem alternativa, como a colocação retardada, também tem várias vantagens. Além disso, o tratamento cirúrgico adequado, os procedimentos restaurativos e a experiência clínica são essenciais quando se efectua a colocação imediata de implantes. no entanto, esta técnica tem várias vantagens, como a redução do tempo de tratamento, e o número de intervenções. Além disso, é uma opção valiosa e previsível em termos de sobrevivência de implantes e remodelação de tecidos duros e moles.

Para alcançar a excelência na colocação de implantes imediatos, há 5 aspectos chave a considerar durante o processo de tomada de decisão, para ajudar a evitar erros que podem conduzir a situações estéticas difíceis.

Seguem-se os seguintes: (I) a presença de uma placa bucal, (II) estabilidade primária, (III) desenho do implante, (IV) preenchimento do espaço entre a placa bucal e o implante, e (V) biótipo do tecido. Uma extracção atraumática deve ser feita para evitar uma perda óssea mais pronunciada. Ao posicionar o implante numa posição 3D ideal, o vazio deve ser sempre enxertado com biomaterial. Recomenda-se compensar a remodelação do tecido mole, por meio de uma construção bucal excessiva com biomaterial ou através de um enxerto de tecido mole. As coroas provisórias podem ser utilizadas em implantes imediatamente colocados para manter os contornos dos tecidos moles. Recomenda-se que o desenho dos implantes seja auto-fabricado, para que possa favorecer o alcance da estabilidade primária2[,113-115].

Placa bucal

O osso vestibular é um aspecto crítico, e o primeiro triângulo, há que ter em conta, para evitar complicações estéticas. Grunder *et al.* sugerem que a presença de uma placa vestibular de 2 mm é crucial para evitar a recessão dos tecidos moles, e uma distância provisória de 3 mm deve estar sempre presente para permitir a formação de papila. Se o caso exigir a instalação de um implante adjacente a um dente, declaram que deve ser mantida uma distância de 1,5 mm para preservar o tecido ósseo e a fixação das fibras e, portanto, a perda da papila interproximal.

Choquet *et al.* declaram que o nível de papila está principalmente relacionado com o nível ósseo adjacente aos dentes e mais especificamente com a crista óssea. Determinam que quando existe uma distância de 5 mm ou menos entre o ponto de contacto e a crista óssea, a regeneração das papilas será realizada. Além disso, os implantes palatalmente colocados proporcionam mais espaço para permitir o crescimento de tecido mole horizontal que mais tarde pode ser manipulado para criar um perfil de tecido mole mais adequado113,[115].

Além disso, quando há falta de espaço mesiodistal, Vela *et al.* estudam o conceito de mudança de plataforma; uma discrepância entre o diâmetro da plataforma do implante e o pilar113. Foram capazes de determinar que estes implantes podem estar tão perto quanto 1 mm dos dentes e ainda manter o pico ósseo interproximal. Por outro lado, existe uma distância mínima que os implantes devem ser separados para manter um pico ósseo. Com a utilização da comutação da plataforma, os implantes podem ser colocados tão perto uns dos outros como 1,5-3 mm e ainda assim obter um maior contacto osso-implante, preservando assim o pico ósseo interproximal.

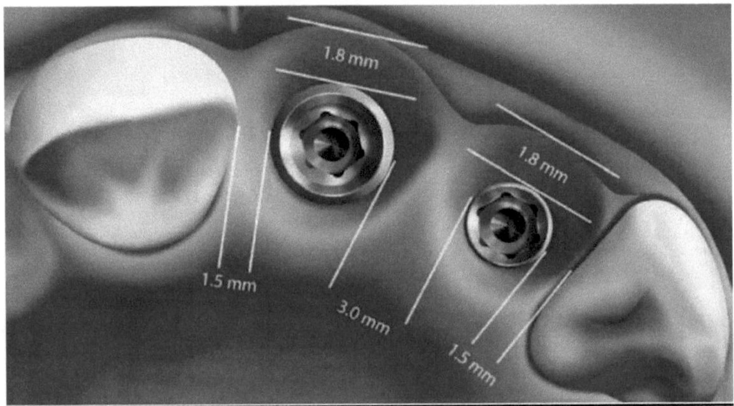

Estabilidade primária

A colocação de um implante imediato é um procedimento delicado, que requer não só a presença da placa vestibular mas também de osso apical suficiente para o alvéolo do dente extraído. É necessário cerca de 2-4 mm de osso apical ao alvéolo para se ter uma maior possibilidade de obter uma âncora estável e assim obter estabilidade. Isto pode ser melhorado pelo tipo de implante utilizado, que é de desenho afilado.

Desenho de implantes

Diferentes designs de implantes influenciam a biomecânica do ambiente onde um implante imediato é colocado. Como mencionado anteriormente, a obtenção de estabilidade primária na colocação de implantes é essencial quando se planeia uma técnica de carga imediata. Para melhorar a estabilidade primária, foram desenvolvidos implantes auto-roscantes, que comprimem o osso alveolar à medida que o implante é inserido.

Portanto, o desenho global de um implante é ideal para assegurar uma boa estabilidade primária mesmo quando colocado no osso de qualidade e quantidade reduzidas.

Preencher a lacuna

Após uma extracção, foi postulado que existe uma reabsorção horizontal da dimensão óssea que ascende a 56%. Para além disso, quando um implante é inserido imediatamente após uma extracção de retalho de espessura total, haverá um vazio criado entre a parede vestibular e o implante116. O espaço mencionado, é sugerido para ser preenchido com um biomaterial por muitas razões descritas por Araújo *et al.* [115] Eles afirmam que o preenchimento do vazio com mineral ósseo desproteinizado tem resultados benéficos: (i) o processo de cicatrização do tecido duro é modificado, (ii) o tecido duro adicional está presente na reentrância do encaixe após um período de cicatrização óssea, (iii) a recessão do tecido mole é evitada, e há uma (iv) melhoria do contacto osso-implante marginal.

Por conseguinte, a colocação de material xenogénico no vazio entre a parede vestibular e a superfície do implante compensa o tecido duro perdido após a extracção de um dente115. Uma tomografia computorizada de feixe cônico pré-operatória pode ser muito útil em termos de medição da placa vestibular e pode fornecer mais informações antes da extracção do dente.

Assim, isto é feito para manter o contorno dos tecidos duros, mas a preservação do volume em tecidos moles é também de importância crucial, especialmente na zona estética. Este é o quinto triângulo, biótipo.

Biótipo

Kois *et al.* analisaram cinco factores que influenciam a estética peri-implantar115. Declararam, antes da extracção dentária, que é importante prever a complexidade do caso, considerando a posição inicial do dente nos três planos do espaço. O tipo de periodonto pode fornecer ao clínico informações úteis para determinar a complexidade do caso. A presença de uma gengiva altamente escamosa traduz-se numa maior discrepância entre o osso facial e o osso interproximal, levando a um risco acrescido de recessão117. Além disso, o biótipo do paciente é também de importância crucial, sendo mais favorável, se for espesso em vez de fino115. De igual importância é a localização do osso interproximal antes da extracção, o que evitará a perda da posição óssea interproximal e, portanto, da arquitectura global dos tecidos moles118.

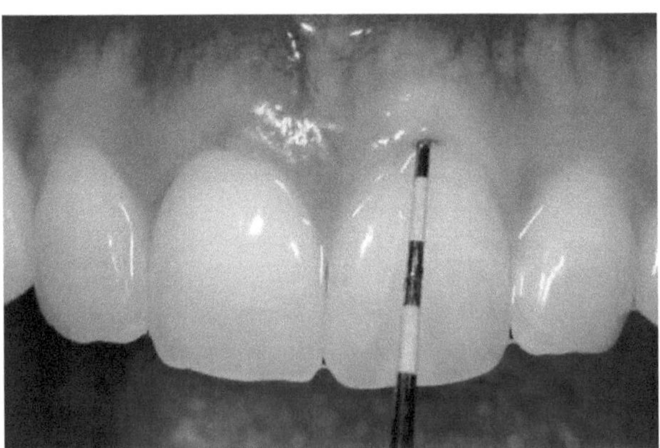

Biótipo de vieira fina <1,5 mm de espessura, a translucidez da sonda é visível enquanto que, biótipo espesso >1,5 mm de espessura, tem uma placa facial espessa de osso Os implantes *imediatos*

requerem uma gestão complicada e precisa dos tecidos moles. Além disso, De Rouck *et al.*

demonstram que a utilização de implantes imediatos únicos com provisionalização instantânea, pode ajudar a optimizar a estética115. Concluiu-se que isto poderia limitar a quantidade de perda de tecido mole facial médio, sendo esta área a mais crítica na dentisteria de implantes estéticos. No entanto, se a estabilidade primária não for alcançada, ou se o caso do paciente não se enquadrar nos requisitos ideais para a provisionalização imediata, isto não deve ser feito e, portanto, um tipo diferente de tratamento deve ser considerado118.

Muitos relatórios clínicos e estudos experimentais no modelo animal demonstraram o resultado favorável dos implantes dentários imediatamente inseridos numa tomada de extracção recente, sem a utilização de qualquer material regenerativo9,[120].

Os nossos dados mostram uma taxa de sobrevivência de implantes imediatos efectuados neste paciente a 1 ano após a implantação imediata e não diferem dos casos em que o implante foi colocado em locais cicatrizados. Estes dados concordam com os de outros autores que avaliaram a taxa de sucesso clínico da implantação imediata sem a utilização de qualquer material de membrana ou enxerto, tanto em humanos como em animais. Deve ter-se em mente que o presente estudo está relacionado com implantes imediatos, não sujeitos a carga funcional e, portanto, não totalmente comparáveis com os resultados de implantes carregados117. No entanto, foi demonstrado que a carga funcional não prejudica, mas antes melhora a maturação óssea[118].

Assim, a dentisteria de implantes permite a restauração de quase todas as situações clínicas, desde pacientes parcialmente desdentados até aos totalmente desdentados, com maior sucesso e previsibilidade. Com todos os avanços que foram feitos até agora no campo da implantologia, o objectivo continua a ser simplificar ainda mais os procedimentos existentes, reduzir a duração da terapia com implantes tanto para o paciente como para o clínico, tornar o tratamento rentável, e improvisar a taxa de sucesso. Os esforços para alcançar este objectivo, juntamente com uma formação completa dos profissionais de medicina dentária a realizar em equipa e manutenção a longo prazo pelos pacientes, fazem certamente dos implantes o futuro da medicina dentária119.

GESTÃO DE TECIDOS MOLES PARA IMPLANTES IMEDIATOS:

Foram propostas várias técnicas cirúrgicas para conseguir o fechamento primário dos tecidos moles com implantes imediatos. A utilização de uma aba vestibular rotativa de e dentes adjacentes pode ser utilizada para conseguir o fecho sobre implantes colocados no momento da extracção. Este procedimento pode ser aplicado em locais de implantes únicos ou múltiplos e pode ser utilizado em conjunto com barreiras de membrana ou vários materiais de enxerto. A principal desvantagem desta técnica é a exigência de uma largura adequada da mucosa queratinizada e da profundidade do vestíbulo. O enxerto de tecido conjuntivo pode ser utilizado para a cobertura de implantes imediatamente colocados.

Um problema potencial é a limitação do tamanho do tecido doador. Um aloenxerto de matriz dérmica acelular, os enxertos gengivais também podem ser utilizados sozinhos ou com materiais de enxerto para cobrir implantes imediatamente colocados. O retalho palatino avançado ou retalho pediculado é útil no caso de casos de implantes imediatos de maxilares. Esta técnica proporciona uma mobilidade adequada dos tecidos e uma grande quantidade, facilitando uma cobertura completa, precisa e altamente previsível do local de extracção em grandes áreas com defeitos, e no caso de implantes múltiplos. A principal desvantagem desta técnica é a prolongada e desconfortável cicatrização secundária do tecido palatal121.

Quando os implantes são colocados na tomada de extracção, uma incongruência parcial seria vista entre a superfície exterior da tomada e a parede óssea da tomada. Este espaço é conhecido como **distância de salto ou espaço crítico**. A utilização de implantes de maior diâmetro em vez de enxertos ósseos pode ser feita em tais casos para obliteração se a distância de salto [122].

Em relação ao espaço entre a parede da tomada e o implante, foi relatado que se a distância de salto for superior a 2mm, recomenda-se a enxertia. Distâncias mais pequenas poderiam curar espontaneamente98.

Se o espaço entre o implante e as paredes ósseas for < 1mm, não é necessário um enxerto. Num espaço de 1 - 1,5 mm, o enxerto pode ou não ser feito, dependendo da chamada dos clínicos. Para uma lacuna de > 1,5 mm, a cicatrização óssea é incompleta, pelo que a enxertia é necessária123.

PRESERVAÇÃO DA TOMADA:

As técnicas de preservação das tomadas envolvem uma extracção minimamente traumática seguida de enxerto imediato das tomadas de extracção utilizando materiais de enxerto ósseo particulado com ou sem membranas. Estas técnicas de preservação de tomadas demonstraram reduzir as alterações dimensionais das cumeadas alveolares após a extracção. Embora as técnicas de preservação das tomadas sejam benéficas, o fecho de tecido mole e a contenção do enxerto podem ser dificuldades encontradas com estas técnicas. As técnicas de preservação de encaixe são benéficas na preservação dos tecidos alveolares duros e moles. Quando estão presentes tomadas de extracção intactas ou quase intactas, uma técnica de colocação imediata do implante oferece as vantagens da técnica de preservação das tomadas e reduz o tempo necessário para se conseguir uma restauração final124.

TÉCNICA DE ESCUDO DE TOMADA:

A técnica do escudo de protecção é um método que satisfaz as exigências de invasão mínima, preservação de tecidos, e nenhuma necessidade de materiais substitutos dos ossos. A aplicação da técnica de escudo de encaixe combinado com a colocação imediata de implantes para substituir um dente em falha manterá a forma de cumeeira. A prótese suportada por implantes funcionará bem e o tecido mole peri-implantar saudável será mantido125.

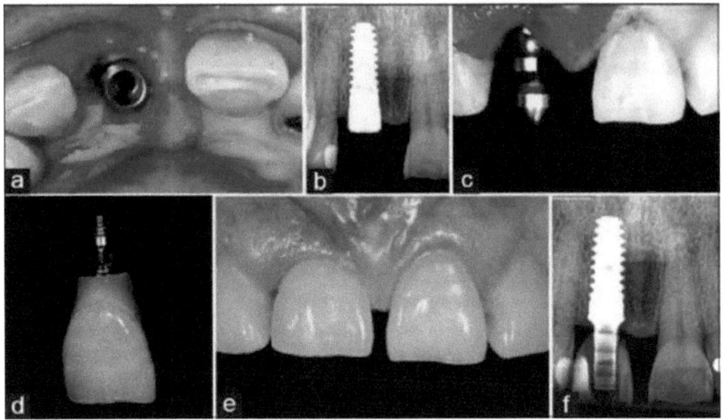

Incorporar a técnica do escudo de tomada no tratamento estético

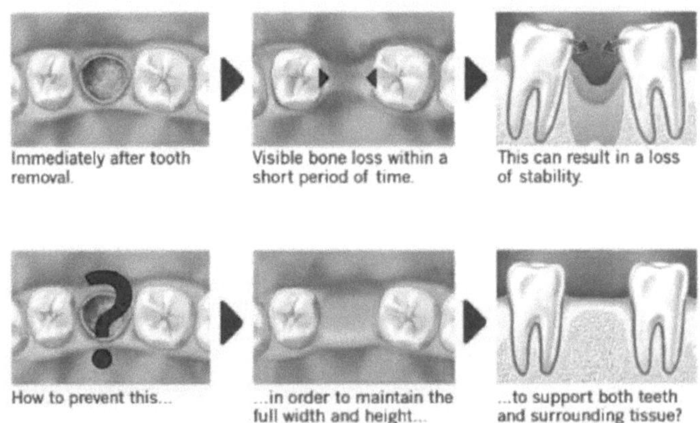

Enxerto de Preservação de Tomadas Durham NC, H&L Odontologia

TÉCNICA DE ZONA DUPLA PARA A GESTÃO DE IMPLANTES IMEDIATOS:

A zona dupla está dividida em duas regiões que são a zona de tecido e a zona óssea.

(a) A zona de tecido varia desde a margem gengival livre (0 mm) até à crista labial do osso a meio da face.

(b) O tecido apical à crista óssea é a zona óssea.

A zona óssea é o tecido apical à crista óssea. Após a remoção dos dentes, colocação de implantes, enxerto ósseo e restauração provisória, o contorno da crista pode mudar.

A técnica de zona dupla pode minimizar a mudança de contorno associada a implantes imediatos, especialmente na região anterior. Esta técnica permite a remoção indirecta do excesso de cimento em redor da coroa final para evitar o potencial de periimplantite devido ao cimento residual deixado no sulco gengival do implante126.

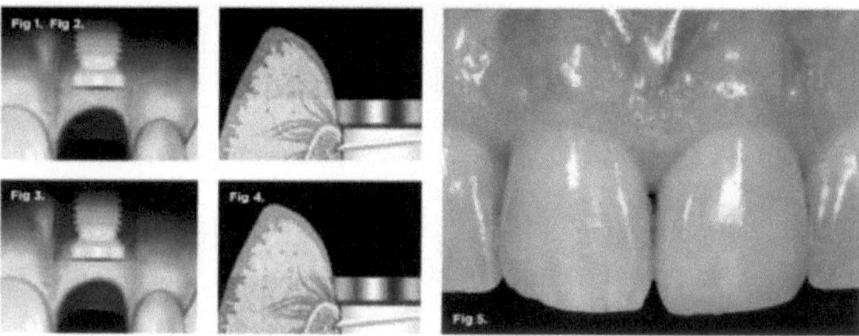

Fig 1 e Fig 2. A zona de tecido é defined como o tecido coronal à interface implante-abutment. A mudança de contorno e o desbaste dos tecidos peri-implantares nesta zona pode levar a uma descoloração do tecido devido ao efeito de brilho do pilar. Fig 3 e Fig 4. A zona óssea é defined como o tecido apical à interface implante-abutment. A mudança de contorno nesta zona devido ao colapso da crista pode levar à descoloração do tecido abaixo da cabeça do implante devido ao efeito de brilho do corpo do implante. Fig 5. Condição de pré-tratamento intra-oral do dente nº 9, que apresentava uma fractura horizontal-oblíqua do dente em direcção ao aspecto palatino.

Protocolos de preservação de tecidos cirúrgicos e restauradores específicos

Para uma colocação imediata do implante e restauração provisória, a parte mais crítica da cirurgia é uma remoção atraumática dos dentes sem elevação da aba - especialmente na zona estética. As dimensões vestibulopalatinas são as mais finas, devido à placa óssea vestibular e aos tecidos moles.

A lógica deste procedimento é a de preservar o fornecimento de sangue restante. O fornecimento de sangue do periósteo e do endósteo aumenta o potencial de cura óptimo. O terceiro fornecimento de sangue que é eliminado com a remoção dos dentes é a partir do ligamento periodontal. A estética do implante é melhorada quando é colocado palatalmente e 3 mm a 4 mm apicalmente à margem gengival livre. No espaço entre o implante e o osso vestibular, para enxertar as zonas ósseas e tecidulares, podem ser utilizados autogéneos, aloenxertos, xenoenxertos, e substitutos e/ou materiais ósseos sintéticos. O material do enxerto actua como um andaime que mantém o coágulo de sangue para a cicatrização inicial e o volume de tecido duro e mole127[,129].

Para proteger, conter e conservar o coágulo sanguíneo e o material de enxerto ósseo durante a fase curativa do tratamento, a restauração temporária pode subsequentemente actuar como um dispositivo de "**selagem da tomada protética**"128[,129].

Opções de tratamento com e sem elevação da aba

Com elevação de aba

Um protocolo submerso requer normalmente o avanço de flap para atingir o fechamento primário sobre um implante imediato. Se for utilizado um procedimento não submerso, a aba é normalmente substituída adjacente ao pilar de cicatrização ou coroa temporária, ou a fenda pode ser deixada descoberta. Se for utilizado um pilar permanente, este não terá de ser removido (evita perturbar o epitélio juncional) e, assim, pode ajudar a reduzir a recessão130[,131].

Sem elevação de abas (sem abas)

A quantidade de reabsorção óssea é normalmente maior sobre o aspecto vestibular das raízes do que interproximalmente, uma vez que o osso é mais espesso. A perturbação do periósteo inibe o fornecimento de sangue ao osso, e leva vários dias até que a vascularização óssea normal seja retomada. Pertinentemente, vários autores sugeriram que evitar a elevação do retalho reduzia a perda óssea e a recessão após a remoção dos dentes e a colocação imediata do implante em humanos132. Em contraste, outros estudos humanos133 e experimentais134 determinaram que mesmo com uma abordagem sem retalho, a quantidade de perda óssea era semelhante com e sem elevação de retalho. Apesar destes dados contraditórios, se os tecidos não forem perturbados (sem elevação da aba), há uma maior probabilidade de haver menos recessão dos tecidos moles. Este conceito é também apoiado pela descoberta de que mesmo que haja perda óssea, esta não resulta necessariamente em alterações do contorno gengival, tal como visto em pacientes periodontais.

A técnica sem flapless proporciona uma abordagem minimamente invasiva da extracção com enxerto de encaixe ou colocação imediata de implantes. Uma vez que a papila interdental permanece intacta, há menos perturbações no fornecimento de sangue. Como resultado, existe um maior potencial para a manutenção do volume de tecido mole. Além disso, a utilização de uma membrana densa de PTFE melhora a previsibilidade da colocação imediata do implante, excluindo a exigência de fecho primário e a consequente perturbação da arquitectura de tecidos moles [135].

Cura Espontânea vs. Cura Imediata de Implantes

Foi publicada uma investigação muito limitada comparando a cura de tomadas de extracção com e sem implantes dentários. Um estudo relatou uma redução semelhante na altura óssea em locais de implantes e edêntulos após 3 meses de cicatrização136. Vignoletti e colegas de trabalho137 relataram uma perda vertical de osso significativamente maior em locais de implantes imediatos em comparação com locais desdentados. Estes estudos demonstram claramente que o protocolo de colocação imediata de implantes não impede a reabsorção óssea após a extracção dentária.

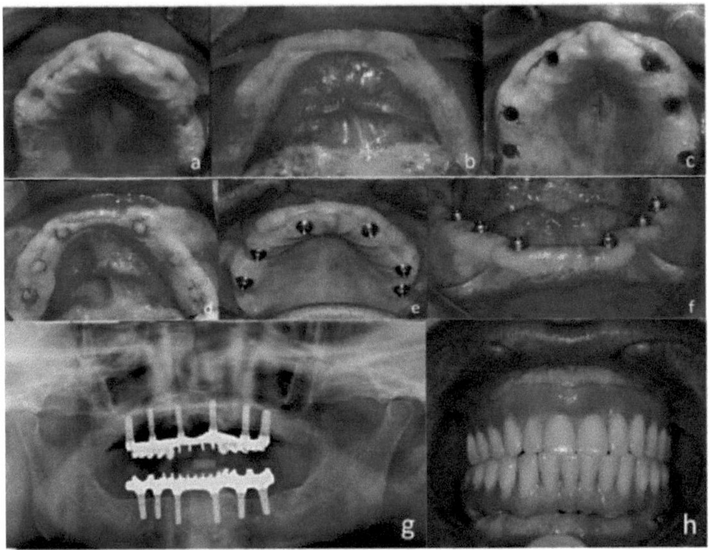

a) Visão oclusal da maxila superior edêntula, b) Visão oclusal da mandíbula, c) Acesso ao osso através de pequenas fenestrações mucosas na mandíbula superior, d) Acesso ao osso através de pequenas fenestrações mucosas na mandíbula, e) Implantes colocados na maxila, f) Implantes colocados na mandíbula, g) Ortopedia pós-operatória, h) Prótese total superior e inferior colocada, visão intraoral.

Alterações do tecido duro após a colocação imediata do implante

Botticelli e colegas138 relataram que a placa óssea vestibular sofre uma redução de mais de 50% nas dimensões horizontais após a colocação de uma única unidade de implante imediato na maxila. Resultados semelhantes foram observados noutro ensaio clínico137 onde implantes cilíndricos e cónicos foram colocados em tomadas de extracção. Ambos os grupos mostraram uma redução de 36% na largura da parede óssea vestibular. Os autores também relataram uma perda óssea vertical média de 1 mm que foi acentuada na presença de uma parede vestibular fina e colocação de implantes na maxila anterior.

Table 4. Possible Therapies Available to Treat the Buccal Gap After Immediate Implant Placement: With and Without Flap Elevation[56]

A. WITH FLAP ELEVATION	ADVANTAGE	DISADVANTAGE
1. NO ADDITIONAL TREATMENT (NO BONE GRAFT OR BARRIER USED)		
a. Flap placed over the defect	Covers defect	This may require flap advancement Increased morbidity (edema and ecchymosis) Soft tissue may invade gap
b. Flap positioned at bone crest leaving the gap exposed	Easier	Plaque and food may get trapped in void if clot is not retained
2. BONE GRAFT PLACED INTO THE DEFECT WITH OR WITHOUT GROWTH FACTORS		
a. Flap placed over the defect	Covers defect	This may require flap advancement Increased morbidity (edema and ecchymosis) Soft tissue may invade bone graft
b. Flap positioned at bone crest, leaving the gap exposed	Easier	Plaque and food may get trapped in void if clot is not retained
3. BARRIER PLACED OVER DEFECT		
a. Flap advancement is usually necessary to attain primary closure	Covers barrier	Increased morbidity (edema and ecchymosis)
b. No flap advancement and use of nonresorbable or resorbable barrier or connective tissue graft	Easier	Nonresorbable barrier-exposure/infection Resorbable barrier-rapid dissolution in mouth
4. BARRIER PLACED OVER BONE GRAFT		
a. Flap advancement is usually necessary to attain primary closure	Covers barrier	Increased morbidity (edema and ecchymosis) Nonresorbable barrier-exposure/infection
b. No flap advancement and use of nonresorbable or resorbable barrier or connective tissue graft	Easier	Nonresorbable barrier-exposure/infection Resorbable barrier-rapid dissolution in mouth
5. TEMPORIZATION OF IMPLANT AND ABUTMENT	Supports soft tissue	Additional work at time of surgery Sufficient primary stability required Reasonable restorative position required
B. NO FLAP ELEVATION (FLAPLESS IMPLANT INSERTION)	**ADVANTAGE**	**DISADVANTAGE**
1. THE GAP IS LEFT OPEN WITH NO ADDITIONAL THERAPY	Easier	Plaque and food may get trapped in void if clot is not retained
2. BONE IS PLACED WITHIN THE GAP		Bone particles may be displaced
3. TEMPORIZATION OF IMPLANT AND ABUTMENT WITH EITHER OF THE ABOVE	Supports soft tissue	Additional work at time of surgery

As análises multivariadas revelaram que a espessura da parede óssea vestibular era um factor chave que influenciava as alterações horizontais de reabsorção óssea. Do mesmo modo, as alterações verticais foram significativamente influenciadas pela posição do implante e pela espessura da parede óssea vestibular137.

Foram propostas várias abordagens para contrariar estas alterações dimensionais dos tecidos duros. A maioria destas estratégias envolve a combinação da colocação imediata de implantes com a utilização simultânea de vários materiais de enxerto e membranas de barreira139. Chen et al. [139] analisaram a colocação de implantes imediatos na maxila. Os enxertos ósseos com ou sem membrana foram utilizados para preencher a lacuna entre o implante e a superfície óssea interna em grupos de teste. Nenhum material de enxerto ósseo foi utilizado no grupo de controlo e o espaço entre o implante e a superfície óssea interna foi deixado por preencher. Os grupos experimentais mostraram uma reabsorção horizontal significativamente reduzida em comparação com o grupo de controlo. A reabsorção vertical, contudo, foi semelhante entre os grupos e foi influenciada pela espessura da placa óssea vestibular139.

Recentemente, os clínicos observaram uma colocação mais estável de restaurações imediatas não funcionais quando combinadas com enxertos ósseos140[,141]. Um estudo recente de Romao et al., sugere que a bioestimulação induzida por laser pode melhorar a reparação óssea pós-extracção142. No entanto, o efeito da bioestimulação não foi investigado em locais de colocação imediata de implantes.

Alterações de tecidos moles após implantes imediatos

Recentemente, foi publicada uma revisão sistemática que analisa a recessão associada aos implantes imediatos144. A recessão do tecido marginal de pelo menos 1 mm foi relatada em estudos com período de observação de 3 anos ou mais. Este resultado clínico desfavorável foi observado em 20% dos pacientes, mas esta observação foi feita em apenas dois estudos sem grupos de controlo. Os factores que influenciaram a recessão do tecido marginal incluem143

(a) Posição do implante, sendo a maior recessão uma ocorrência comum quando os implantes foram posicionados por via bucal.

(b) Observou-se uma recessão gengival aumentada de biótipo em casos com biótipo fino.

Resultados semelhantes foram relatados por Chen et al. [139] demonstrando pelo menos 1 mm de recessão em mais de 30% dos sítios, após 18 meses de período de seguimento. Os autores também relataram uma associação significativa entre a recessão marginal e a posição do implante em relação à placa óssea vestibular. A recessão foi observada em 16,7% dos implantes colocados lingualmente em comparação com 58,3% dos implantes imediatos colocados vestibularmente. Bianchi e Sanfilippo145 avaliaram o valor acrescentado dos enxertos de tecido conjuntivo em conjunto com o implante imediato. Compararam o nível marginal da mucosa após a instalação da restauração final e compararam o nível marginal com os dentes adjacentes. Observaram que todos os pacientes que receberam enxertos de tecido conjuntivo com implantes imediatos mostraram menos de 1 mm de discrepância do tecido marginal. Este resultado só foi alcançado em 80% dos sujeitos que receberam apenas implantes imediatos.

Canullo et al. [146] estudaram a utilização de implantes de mudança de plataforma no contexto da recessão do tecido marginal. Reportaram uma recessão significativamente menor quando foram utilizados implantes de mudança de plataforma. Contudo, uma recente revisão sistemática por Lee et al., não encontrou qualquer vantagem significativa na utilização de enxertos de tecido conjuntivo para reduzir a recessão gengival147.

Assim, são necessários mais estudos para defender a utilização combinada de enxertos de tecido mole e implantes imediatos. As restaurações provisórias, após a colocação imediata de implantes, podem também melhorar a cicatrização dos tecidos moles148. Tem-se observado que a colocação de coroas provisórias em implantes de colocação imediata pode não só melhorar a preservação do osso vestibular, mas também melhorar a estética, reduzindo a recessão gengival149[,150].

Perspectivas Cirúrgicas

Critérios de selecção de casos

Não existem critérios de selecção de casos acordados universalmente151[152,153]. Em geral, os critérios de selecção imediata de implantes dentários são contextualmente dependentes das circunstâncias únicas que dizem respeito a cada paciente e devem reflectir os seguintes factores: *conseguir uma osteointegração previsível, considerações anatómicas, maximizar os resultados estéticos e a manutenção dos tecidos moles, restaurar a função, a técnica cirúrgica e a experiência do cirurgião dentista, e o estado médico do paciente, as expectativas, e o nível de conformidade154*[155]. Além disso, os critérios tendem a reflectir o facto de que a grande maioria dos implantes imediatos são restaurações de implantes dentários unitários (predominantemente incisivos e pré-molares), que *são específicos do local e do defeito152*[156]. Os implantes dentários imediatos podem ser considerados o tratamento de escolha para um dente infectado endodonticamente, fractura radicular, reabsorção radicular, patologia periapical, perfuração radicular, e relação desfavorável entre coroa e raiz (não devido a perda periodontal)[152]. Contudo, a selecção do local continua a ser muito controversa.

Alcançar a Osseointegração Previsível:

Estabilidade primária

A osteointegração é definida como "uma ligação estrutural e funcional directa entre osso vivo ordenado e a superfície de um implante portador de carga" e como "ancoragem directa de um implante pela formação de tecido ósseo em redor do implante sem o crescimento de tecido fibroso na interface osso-implante"[157,158]. A análise histológica da terapia com implantes dentários imediatos bem sucedida demonstra que a osteointegração é previsivelmente atingível e eficaz e requer um mínimo de 3-5 mm de osso íntimo para o contacto do implante152[159]. A qualidade e quantidade óssea e a técnica cirúrgica são determinantes clínicos predominantes que afectam a estabilidade primária e serão discutidos em mais pormenor. A literatura aponta repetidamente a estabilidade primária como sendo essencialmente o determinante mais importante da osteointegração porque permite a manutenção óssea vital, a estabilização do coágulo, e a prevenção do colapso dos tecidos moles e do crescimento epitelial152[160-163].

Hahn afirma que uma conclusão inescapável é que a mobilidade determina a interface (do implante ao osso)[162]. A estabilidade primária é alcançada quando o micro-movimento (determinante biomecânico) da interface implante-osso está abaixo do limiar em que ocorre o encapsulamento fibroso163.

Clinicamente, há uma ausência de movimento detectável na interface implante-osso ao longo de todos os planos do espaço. Quando a estabilidade primária é inalcançável, o procedimento deve ser abortado. O não exercício de prudência nesta situação resulta nas seguintes sequelas: encapsulamento do tecido fibroso do implante, perda qualitativa e quantitativa de tecido mole e osso, e eventual falha do implante162. O cirurgião dentista deve também considerar que, durante as primeiras semanas após a cirurgia, a estabilidade primária diminui de facto ligeiramente (devido ao trauma cirúrgico inerente)[163]. A ligeira preparação do local cirúrgico compensa esta perda. Uma vez que, o limiar de micromovimento ainda não foi determinado empiricamente e não existem actualmente meios práticos para medir clinicamente o micromovimento, outros factores devem ser ponderados pelo clínico.

Por outras palavras, a estabilidade primária depende de vários outros critérios de selecção (ver abaixo), e o local ideal de implante imediato deve ter uma quantidade significativa de osso alveolar de suporte153,[163].

Alcançar a Osseointegração Previsível:

Qualidade e quantidade óssea

A qualidade óssea tem sido sugerida como um importante indicador prognóstico do sucesso dos implantes dentários e é de especial importância quando se consideram os implantes imediatos164. A classificação do tipo ósseo de Lekholm e Zarb165 (Fig. 9) é amplamente aceite e servirá de guia para a nossa discussão.

O osso Tipo I é homogéneo e compacto; o osso Tipo II é uma camada espessa de osso compacto que envolve um núcleo de osso trabecular denso; o osso Tipo III é uma camada fina de osso cortical que envolve um núcleo de osso trabecular denso de boa resistência; e o osso Tipo IV representa uma camada fina de osso cortical que envolve um núcleo de osso de baixa densidade165.

A colocação de um implante imediato tem o efeito desejável de preservar a largura e a altura do osso alveolar. Quando um dente é extraído, segue-se uma reabsorção óssea previsível durante seis meses. Um defeito típico de tal reabsorção é a perda de osso crestal com uma concavidade labial166. O atraso na colocação do implante pode resultar numa estética e função comprometidas devido à colocação lingual do implante166,[167].

Assim, em determinadas circunstâncias, os implantes imediatos proporcionarão uma colocação protética mais ideal e optimizarão a estética, tudo através da preservação do osso. Os sistemas de classificação do local de extracção foram concebidos167-169. Cada um é único em certos aspectos, e nenhum é universalmente aceite. Em vez de aprovarmos estes sistemas, optámos por examinar os critérios de selecção mais frequentemente citados e bem documentados, uma vez que se relacionam com a qualidade e quantidade óssea (bem como para evitar redundância). As recomendações clínicas específicas são as seguintes.

O local ideal de extracção para um implante imediato demonstra pouca ou nenhuma perda óssea periodontal, osso alveolar de suporte adequado, osso subapical adequado, e osso de cristais densos (os tipos II e III são desejáveis e aumentam a probabilidade de sucesso)[152,156,166]. Tais locais são mais frequentemente encontrados na mandíbula parassinfisária.

Em geral, a qualidade e quantidade óssea são superiores na mandíbula; por conseguinte, o sucesso imediato do implante é maior na mandíbula do que na maxila (Fig. 10) [152,166]. Cornelini et al. citam estudos com taxas de sucesso mandibular de 95 por cento e taxas de sucesso maxilar de 92 por cento166. A selecção cuidadosa dos casos pode impedir implantes imediatos na região posterior da maxila quando a qualidade e quantidade óssea são pobres e/ou deficientes (a obtenção de estabilidade primária é difícil)[170].

Quando é encontrado osso tipo IV, foi relatada uma taxa global de falha de implantes dentários de 35 por cento171. Para o osso tipo IV no implante maxilar, a taxa de falha foi aumentada para 44 por cento170.

No passado, os implantes e osso tipo IV foram considerados como uma combinação pobre172. No entanto, existe uma falta de acordo sobre esta questão. O estudo de Bahat sobre implantes na maxila posterior indica que a qualidade e quantidade de osso parece ter pouca influência no sucesso173. Bahat relata uma taxa de sucesso acumulada de 94,4% na região posterior da maxila e aponta a técnica cirúrgica como particularmente importante para o sucesso173. Foram relatadas evidências adicionais sugerindo que os implantes dentários únicos (incluindo implantes imediatos) têm um bom desempenho quando colocados no osso tipo IV, apesar do ambiente sub-óptimo153.

A falta de acordo sobre esta questão ilustra que a selecção do sítio continua a ser muito controversa. O número de paredes ósseas remanescentes é um parâmetro importante nos critérios de selecção de casos172. A investigação demonstra consistentemente que a presença de três a quatro paredes ósseas remanescentes é essencial para o sucesso imediato do implante e que as taxas de falha de implantes aumentam significativamente quando este princípio é violado152.

De acordo com Douglass e Merin, um defeito ósseo com duas ou três paredes em falta não é adequado para um implante dentário imediato152. Quando um implante imediato é colocado num local com três a quatro paredes ósseas remanescentes, os defeitos peri implantes acabarão por mostrar preenchimento ósseo e demonstrarão uma interface osso-implante próximo156. O local em perspectiva deve ser cuidadosamente examinado para detectar defeitos ósseos circunferenciais da crista óssea e defeitos ósseos labiais. Deve estar presente e ser considerado grave, o local não é adequado para um implante dentário imediato.5 Contudo, tais defeitos não são contra-indicados se as técnicas osteogénicas actuais (por exemplo, membranas de barreira GTR, enxertos ósseos, e suas combinações) forem capazes de fornecer uma barreira adequada para cobrir o defeito e promover o preenchimento ósseo152. Na dimensão vestibulolingual, um local de implante imediato deve possuir uma medida óssea mínima de 4 mm, e as placas individuais devem ser suficientemente espessas para engatar o implante sem stress excessivo166. A altura óssea do encaixe (desde o ápice do alvéolo até à crista do osso) deve demonstrar uma medida óssea mínima de 7-10 mm.5,7 Os níveis ósseos para além do ápice (subapical) são igualmente importantes, especialmente se for necessário mais osso para conseguir a compra adequada do implante (para facilitar o requisito anteriormente mencionado de 3-5 mm de osso íntimo para contacto com o implante).

De acordo com alguns clínicos, são necessários 4-5 mm ou 3-5 mm de osso sonoro para atingir este objectivo152. Contudo, o não cumprimento dos critérios acima referidos não é necessariamente uma contra-indicação para implantes imediatos. Estes princípios podem ser violados se outros parâmetros forem capazes de compensar uma determinada deficiência e se o local for delicadamente preparado.

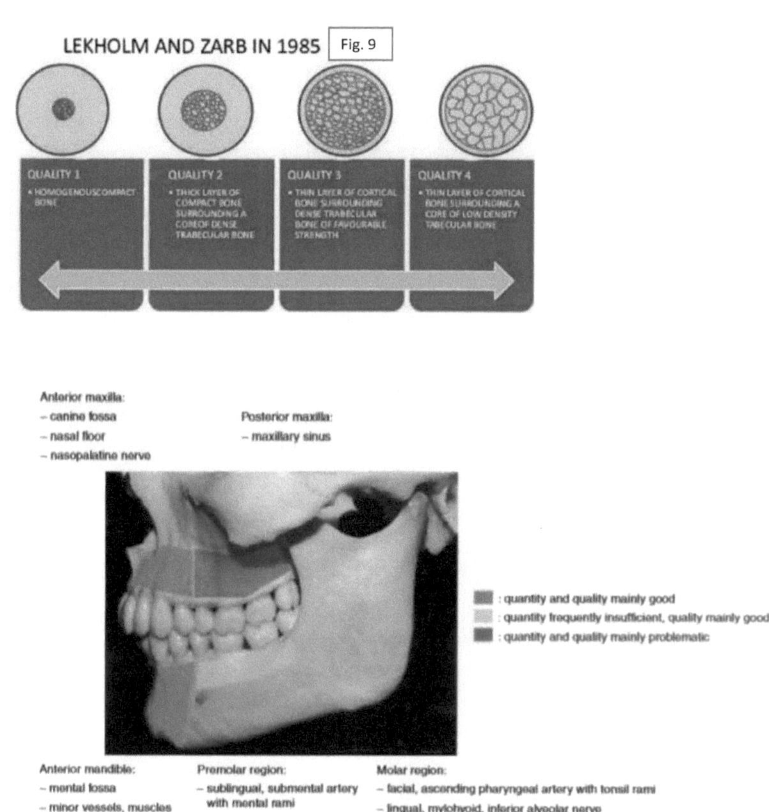

Fig. 10 Assessment of bone quality and quantity, anatomic and topographic structures.

Considerações anatómicas:

Morfologia do Local de Extracção

A morfologia do local de extracção residual é um determinante importante do sucesso imediato do implante e pode complicar o posicionamento do implante159,[163]. Os aspectos importantes da morfologia do local de extracção residual são inclinações axiais (inclinação), curvatura da raiz do dente extraído (dilacerações), e localização do ápice do implante159. Embora a literatura que examinámos não citasse a importância de examinar a divergência radicular e a presença de osso interseptal (quantidade e orientação), estudos conduzidos pela Faculdade de Dentisteria Protética da UNC e departamentos de periodontologia indicam que são de facto considerações importantes. Finalmente, o local de extracção deve ser suficientemente grande para acomodar um implante dentário comercial devidamente seleccionado152.

Quando estes factores são considerados clinicamente desfavoráveis, deve-se pensar consideravelmente se se deve ou não proceder com implantes imediatos. Por exemplo, dentes que têm dilacerações consideráveis, contornos axiais desfavoráveis, ou apices mal posicionados resultam frequentemente em restaurações protéticas comprometidas (para incluir função e estética)[159]. A morfologia residual do encaixe varia de quase ideal a severamente comprometida. Tal como em muitas situações clínicas, a decisão de proceder com implantes imediatos dependerá da capacidade e experiência clínica do cirurgião; a contra-indicação de um cirurgião é o sucesso do relato de um caso de outro. Em última análise, a morfologia residual da tomada deve prestar-se ao estabelecimento de estabilidade primária e alinhamento protético aceitável.

Deve ser feita uma avaliação da forma da raiz (redonda, em forma de fita, etc.), uma vez que tem uma relação directa tanto com o tipo de interface óssea do implante que pode ser esperada uma vez colocado o implante, como com a angulação do implante. Uma vez que há um número limitado de diâmetros de implantes disponíveis (a maioria dos tamanhos são 3,75 e 4,0mm) é razoável supor que existem espaços entre o implante e o local ósseo preparado devido à forma da tomada de extracção. A interface osso-implante pode ser classificada como tipos I, II, ou lll173.

Interface Tipo I

Idealmente, prefere-se ver um implante com osso recém-preparado ao longo de toda a sua periferia (Tipo I). Isto pode ser conseguido quando a raiz é menor do que o implante e é frequentemente visto quando são extraídos pequenos dentes ou quando os dentes extraídos tinham doença periodontal e o tamanho restante da tomada é mínimo.

A interface Tipo I pode ser criada colocando o implante profundamente no encaixe de modo a envolver apenas a porção apical do encaixe e o osso preparado para além do ápice. Nestas situações, uma vez preparado o local, o implante estará em contacto com o osso recém-preparado ao longo de toda a sua periferia. A interface Tipo I também pode ser criada quando é realizada uma alveolectomia, permitindo assim que o implante seja colocado no osso basal em vez de no osso alveolar. A alveolectomia também reduz o comprimento potencial do implante e, portanto, pode ser preferível ter implantes imediatos estabilizados dentro dos limites do encaixe a uma altura oclusal mais ideal e depois utilizar procedimentos regenerativos de tecido guiado para preencher o vazio do implante ósseo.

Interfaces de tipo II e III

Devido às diferentes formas e tamanhos de raízes, existe uma maior probabilidade de que, quando se lida com implantes imediatos, exista um espaço entre o implante e o encaixe preparado. Na situação de Tipo II, está presente um espaço no aspecto coronal do implante, enquanto a porção apical do implante é fixada no osso recém-preparado. Uma situação de Tipo III existe quando um espaço está presente ao longo da borda lateral do implante. Esta pode ser a razão pela qual o procedimento de implantação imediata foi lento de desenvolver, uma vez que esta lacuna pode ter inicialmente preocupado os investigadores como um modo possível de falha. Finalmente, o local de extracção deve ser suficientemente grande para acomodar um implante dentário comercial devidamente seleccionado.

Considerações anatómicas:

Anatomia envolvente A selecção de casos responsáveis pela **anatomia** envolvente também envolve um exame cuidadoso das estruturas anatómicas circundantes. Como em todos os protocolos de implantes, é necessário ter em consideração a proximidade de estruturas como os seios maxilares, o foramina mental, as concavidades sublinguais mandibulares, e o feixe neurovascular alveolar inferior. Reiteramos que 3-5 mm de osso sólido para além do ápice é desejável para facilitar melhor a osseointegração152[,163].

Além disso, esta "almofada" de osso é uma orientação importante para evitar o impacto das referidas estruturas anatómicas. Qualquer impacto que impeça a estabilidade primária ou osseointegração ou que cause danos indevidos (parestesias, etc.) deve ser considerado uma contra-indicação aos implantes dentários, imediata ou não. No entanto, a violação do princípio dos 3-5 mm (de osso apical sólido), desde que o impacto seja evitado, não exclui necessariamente o sucesso163.

Maximização dos resultados estéticos e manutenção de tecidos moles

A selecção da terapia com implantes imediatos pode ser grandemente influenciada por considerações estéticas. As exigências estéticas são colocadas ao cirurgião dentista tanto pelo paciente como pelas circunstâncias clínicas que o apresentam. Sendo tudo igual, um implante imediato pode ser o tratamento de escolha para um paciente esteticamente exigente. Como discutido anteriormente, há reabsorção óssea durante os primeiros seis meses após a extracção, o que pode levar a um defeito estético indesejável163.

De acordo com Douglass e Merin152, a selecção de um protocolo de implante imediato permite a manutenção precoce da forma gengival e facilita muito a estética do tecido gengival peri-implantar (devido à manutenção das papilas interdentais). Além disso, Cavicchia e Bravi consideram a manutenção/desenvolvimento de tecido mole funcional e estético como uma fase importante da terapia imediata de implantes dentários163. O sucesso dos implantes imediatos na zona estética pode ser ainda maior com a utilização de pilares de cicatrização personalizados (que servem para preservar tecido mole crestal e papilas interdentárias)[162]. Contudo, os critérios restaurativos tradicionais devem ainda ser aplicados, tais como a consideração da linha do sorriso posterior.

A Técnica Cirúrgica

Como com todos os protocolos de implantes dentários, a técnica cirúrgica desempenha um papel importante, bem documentado na literatura. A nossa discussão sobre este tópico será, portanto, limitada aos aspectos cirúrgicos que são particularmente relevantes para o protocolo de implantes imediatos.

A técnica de extracção atraumática é muito importante para o sucesso dos implantes imediatos e facilita a manutenção da quantidade máxima de osso. Por exemplo, a extracção atraumática permitirá a preservação do osso da placa vestibular (evitando perfurações/fractura óssea alveolar), sem a qual um implante imediato poderia ser contra-indicado. A extracção atraumática pode ser evitada por anquilose, que é uma contra-indicação relativa à terapia com implantes imediatos. A expansão iatrogénica bruta do alvéolo durante a extracção é igualmente uma contra-indicação relativa152. Tem havido algum debate sobre a cirurgia de uma fase versus cirurgia de duas fases para implantes dentários imediatos.

As tendências da investigação contemporânea indicam que a cirurgia em duas fases é desnecessária (uma técnica cirúrgica não submersa é bem sucedida), mas factores específicos do paciente podem temperar o julgamento do clínico e apontar para uma cirurgia em duas fases (como o uso de cigarros, consumo de álcool, higiene oral, estado periodontal, presença de próteses intermédias, etc.)[163]. Contudo, a nossa revisão da literatura forneceu poucas provas de que um procedimento em duas fases aumente significativamente o sucesso nestas circunstâncias.

Quando Heydenrijk et al. examinaram a microflora dentro da área peri-implantar em procedimentos de uma e duas fases, não encontraram diferença significativa174. O seu relatório também conclui que os agentes patogénicos periodontais podem ser alojados no sulco peri-implantar sem sinais significativos de decomposição periodontal.

Quando Kan et al. reviram a literatura, concluíram que a influência da higiene oral no sucesso dos implantes permanece controversa175. A sua revisão também indica que a resposta da mucosa periimplantar não deve ser um critério para o sucesso do implante, uma vez que não se provou necessariamente ser importante para alcançar ou manter a osseointegração.

Independentemente do número de etapas, como no caso da colocação numa área edêntula, a utilização de um stent de orientação cirúrgica tem sido associada a resultados consistentemente melhores na colocação imediata. O último ponto a ser focado relativamente à técnica cirúrgica de implante imediato servirá para ilustrar que os critérios apropriados de selecção de casos estão a mudar dinamicamente.

Ainda em 1999, Cavicchia e Bravi relataram que os implantes imediatos não devem ser carregados imediatamente (o carregamento atrasado é uma necessidade)[163]. A razão para o carregamento retardado deriva apenas da ideia de que o carregamento imediato comporta um grande risco de encapsulamento fibroso do defeito ósseo, falta de osteointegração, migração epitelial apical na superfície do implante, e falta de contacto ósseo primário.

Contudo, este critério está a ser desafiado com sucesso na Escola de Odontologia da UNC, uma vez que estão actualmente em curso ensaios clínicos de carga imediata bem sucedidos. Cooper et al. relatam 100% de sucesso (com seis a dezoito meses) após a colocação de cinquenta e quatro implantes imediatos com carga imediata. Neste estudo, o critério para a carga era a estabilidade primária.

Os autores esboçam as seguintes vantagens para este protocolo de implantes: manutenção da dimensão vertical, eliminação de procedimentos de reembasamento e terapia provisória da dentadura, e potencial melhoria da cicatrização dos tecidos moles. medida que forem sendo publicados dados adicionais, o debate em torno dos implantes imediatos, que são imediatamente carregados, continuará a evoluir.

Presença de Infecção e Patologia

Como anteriormente referido, os implantes dentários imediatos podem ser considerados o tratamento de escolha para um dente infectado endodonticamente, fractura radicular, reabsorção radicular, patologia periapical, perfuração radicular, e relação coroa/raiz desfavorável (não devido a perda periodontal), tudo isto pode resultar em infecção residual152.

O levantamento da literatura indica alguma discordância sobre o emprego de implantes imediatos em sítios infectados. As opiniões variam desde a remoção de toda a infecção residual antes da colocação do implante até à posição em que a infecção moderada (sem supuração activa) é de facto benéfica para o sucesso imediato do implante.

Vamos examinar mais detalhadamente o leque de opiniões. Wagenberg e Ginsburg e Cavicchia e Bravi declaram que os locais de implantes dentários imediatos devem estar livres de infecção residual152,[153]. Contudo, a Cavicchia e a Bravi concedem algum nível de sucesso se não houver supuração activa e dizem que o tecido de granulação (associado à infecção crónica) não contra-indica a terapia com implantes imediatos.

Estes autores também assinalam sabiamente que são necessários mais estudos para determinar a eficácia dos implantes imediatos colocados em locais de infecção activa. O argumento mais interessante vem de Gelb, que afirma que a infecção residual não é uma contra-indicação. Ele argumenta que os sítios com infecção residual (sem supuração activa) têm aumentado a vascularidade e os elementos celulares. Tanto o tecido vascular como os elementos celulares são favoráveis à osteointegração, regeneração e reparação.

Assim, a infecção residual pode proporcionar um ambiente favorável. Contudo, tal como nos critérios cirúrgicos, os clínicos devem considerar factores específicos do paciente, tais como o consumo de cigarros, o consumo de álcool, a higiene oral, o estado periodontal, e a presença de uma prótese provisória163.

Selecção de Componentes de Implantes para Implantes Imediatos

Independentemente do protocolo de implantes utilizado, os clínicos devem considerar cuidadosamente qual o sistema de implantes a seleccionar. Contudo, os atributos que permitem que um determinado sistema de implantes seja bem sucedido quando utilizado como implante imediato não são exclusivos deste protocolo cirúrgico. Ou seja, os atributos que tornam um sistema de implantes bom para utilização como implante imediato são os mesmos atributos procurados pela maioria dos outros protocolos cirúrgicos de implantes. Portanto, em vez de desmentirmos de forma abrangente as características de um bom sistema de implantes, vamos restringir o nosso âmbito às características especificamente destacadas na nossa revisão bibliográfica. Os implantes do tipo parafuso têm estabilidade primária superior e osteointegração a longo prazo, em comparação com os implantes de superfície de prensagem/maquinação163. Tendo em conta estes factos, os implantes de superfície prensados/machados são uma má escolha para implantes imediatos. Os implantes com superfícies melhoradas (maior rugosidade) são também superiores porque facilitam uma melhor osseointegração.

Especificamente, os implantes imediatos devem maximizar a taxa de formação óssea e a retenção de coágulos (que afecta a osseocondução). A literatura também sugere a utilização de implantes de grande diâmetro para implantes imediatos164. Implantes com uma largura inferior a 4 mm têm sido associados a falhas nos implantes176. Um sistema de implantes emergente é a colocação imediata de implantes dentários de forma anatómica177.

O sistema RE Implant System (Hagen, Alemanha) produz um implante dentário anatómico fresado por computador que se aproxima de perto da morfologia da raiz do dente extraído. Clinicamente falando, o dente é extraído atraumaticamente e é obtida uma impressão do local de extracção (capta a morfologia da tomada). O computador utiliza então a informação recolhida pela impressão para fresar um implante anatómico à beira da cadeira.

Segundo Coatoam e Mariotti, as vantagens sugeridas dos implantes anatómicos são as seguintes: prevenção da reabsorção óssea alveolar, melhoria da saúde dos tecidos moles, prevenção do crescimento epitelial, eliminação das membranas de barreira e redução da infecção pós-operatória. No entanto, os implantes dentários anatómicos fresados devem superar algumas desvantagens graves para que possam passar para a vanguarda da terapia imediata com implantes. Os implantes fresados reproduzem infelizmente anatomia indesejável, tal como a concavidade mesial do primeiro pré-molar superior.

A técnica de impressão acrescenta ao trauma do procedimento cirúrgico. Os implantes imediatos são normalmente colocados dentro de vinte minutos após a extracção do dente, enquanto o implante anatómico fresado demora até duas horas a ser fabricado e colocado. Este não é um procedimento eficiente em termos de tempo para o clínico e é um impedimento para um tratamento óptimo. Finalmente, o custo para este tipo de procedimento é consideravelmente mais elevado. Esta tecnologia é interessante, mas deve superar estas desvantagens e é necessária mais investigação clínica para apoiar as alegações feitas pelos seus proponentes177.

Numerosos estudos demonstraram que o IIPIP atinge altas taxas de sucesso comparáveis com implantes únicos colocados em locais sarados que são imediatamente provisionalizados ou tratados com a abordagem convencional de carga atrasada178. Os pacientes apreciam particularmente esta solução uma vez que reduz o número de intervenções cirúrgicas e elimina a necessidade de uma prótese removível temporária.

Embora a lógica por detrás da colocação imediata de implantes em novas tomadas de extracção permaneça a mesma desde que foi relatada pela Gelb DA em 1993, o conceito evoluiu179 . O estabelecimento de uma harmonia indistinguível entre a restauração e os tecidos duros e moles circundantes é crucial.

No entanto, alcançar tal resultado pode ser um desafio com o IIPIP devido à reabsorção dos tecidos duros e à recessão dos tecidos moles que ocorre178 . O clínico deve estar ciente dos pré-requisitos biológicos e anatómicos que têm de ser cumpridos para a IIPIP na zona estética e seleccionar uma opção de tratamento alternativa quando estes não estão presentes ou quando surgem complicações intra-operatórias.

Apesar de estarem bem documentadas, as directrizes e classificações actuais podem por vezes ser demasiado simples para que todos os parâmetros sejam cobertos ou demasiado complicados para que um clínico faça o julgamento sobre se deve ou não executar esta técnica180-181.

AUTOR	ANO	MUDANÇA DE CONCEITO
Gelb DA179	1993	Aba aberta, enxerto ósseo + membrana, submersa
Wohrle PS182	1998	Extracção atraumática e provisionalização imediata
Kan JY183	2003	Cirurgia sem flocos
Kan JY184	2011	Apico - osso palatino para estabilidade primária
Su H185	2010	Perfil de emergência côncavo
Chu SJ186	2012	Conceito de zona dupla

Diagnóstico e Planeamento de Tratamento

O diagnóstico e o planeamento do tratamento são factores chave para alcançar resultados bem sucedidos após a colocação e restauro dos implantes colocados imediatamente após a extracção dentária. Seguindo algumas ou todas as seguintes sugestões, dependendo das circunstâncias individuais, devem ser consideradas ao avaliar um paciente para implantes dentários: historiais médicos e dentários completos, fotografias clínicas, gessos de estudo, radiografias periapicais e panogramas, bem como uma tomografia linear ou tomografia computorizada dos locais de implantes propostos188.

O passo mais importante no planeamento do tratamento é determinar o prognóstico para a dentição, e em particular o prognóstico para o dente em questão. As razões para a extracção dentária podem incluir, mas não se limitam a, relações insuficientes entre coroa e raiz, comprimento restante da raiz, níveis de fixação periodontal, estado de furcação, saúde periodontal dos dentes adjacente ao local proposto para o implante, cáries inexpugnáveis, fracturas radiculares com grandes postes endodônticos, reabsorção radicular e dentes questionáveis que necessitam de um novo tratamento endodôntico189.

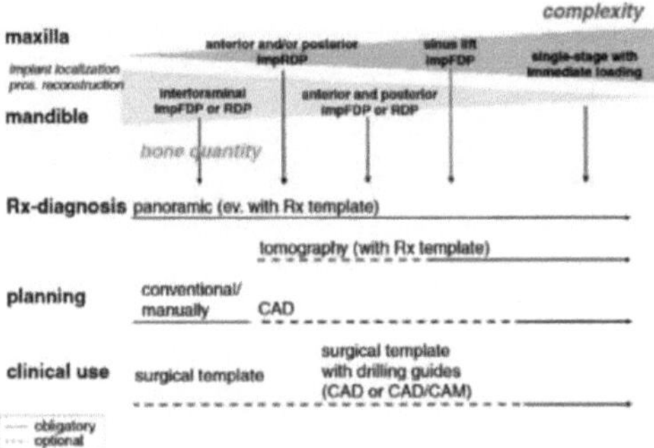

Fig. 11. mplant diagnostics in the edentulous jaw.

Os dentes que requerem amputações radiculares, hemisecções ou procedimentos periodontais avançados podem ter um prognóstico questionável e aos pacientes devem ser dadas opções razoáveis antes de estes procedimentos serem implementados. Da mesma forma, a opção de colocação de implantes para dentes não vitais, fracturados na margem gengival com raízes inferiores a 13 mm deve ser considerada como o tratamento de escolha190. Se tratados com métodos tradicionais, estes dentes exigirão procedimentos de alongamento da coroa, tratamento endodôntico, e postes e coroas. A remoção de três ou mais milímetros de fixação periodontal durante o alongamento da coroa resulta no comprimento da raiz com menos do que uma fixação óptima. Estes factores são críticos quando os dentes estão a ser considerados para pilares de próteses parciais fixas. A relação risco/custo/benefício também deve ser considerada.

Na zona estética a morfologia óssea, vieira do periodonto, nível de cristais e osso interproximal, linha do sorriso, morfologia dos tecidos gengivais deve ser considerada antes de se iniciar o tratamento191-194. A distância proposta entre implantes, bem como as relações de contacto existentes e o osso interproximal devem ser analisados antes da colocação do implante195-197.

Os pacientes com um periodonto fino ou moderadamente fino terão uma recessão dos tecidos moles nos locais implantados. Nestas situações, é aconselhável utilizar procedimentos de erupção forçada ortodôntica antes da remoção e implantação dos dentes. Isto permite que os ossos e tecidos moles se movam coronalmente, assegurando assim um tecido mucoso adequado adjacente ao implante. Quando existe uma deficiência de tecido mole, o enxerto subepitelial de tecido conjuntivo pode aumentar ainda mais a altura e a espessura do tecido, melhorando assim os resultados estéticos198-199. Este procedimento compensa a ligeira recessão dos tecidos moles que geralmente ocorre após a extracção dentária.

A avaliação radiográfica deve considerar a disponibilidade de osso nativo, forma do osso, qualidade, quantidade, largura e altura do osso. Recomenda-se um mínimo de 4-5 mm de largura óssea na crista e 10 mm ou mais desde a crista alveolar até uma distância segura acima do canal mandibular200. Deve estar disponível uma distância suficiente entre o seio maxilar e o solo do nariz. Para um resultado estético satisfatório na zona estética, a altura óssea interproximal deve ser de 5 mm ou menos quando medida a partir do ponto de contacto do dente adjacente. medida que a distância do ponto de contacto até ao osso interproximal aumenta, a probabilidade de retenção das papilas interproximais após a colocação do implante diminui. Os pacientes devem ser sensibilizados para os potenciais atalhos estéticos se os implantes forem colocados em locais de zona estética comprometida.

Uma vez confirmada a decisão de que o paciente é candidato à colocação imediata do implante, deve ser utilizada uma guia cirúrgica para assegurar a colocação adequada do implante. Um aparelho provisório com um pôntico privado deve estar disponível para inserção após a colocação do implante.

Procedimento de extracção de dentes e colocação de implantes

O paciente é anestesiado e vários procedimentos de retalho podem ser utilizados para obter acesso para a extracção dentária201. As figuras representam a sequência cirúrgica de rotina para a colocação de um único dente na zona estética após a colocação imediata do implante, utilizando um método minimamente invasivo. A infecção estava presente, como evidenciado pelo exsudado purulento dos aspectos palatinos. Muitos clínicos adiam o tratamento dos locais que apresentavam infecção.

Villa relatou recentemente uma série de casos de pacientes em que foram instalados implantes imediatamente após a extracção202. Os dentes extraídos apresentavam sinais de infecções periodontais ou endodônticas. Com dois anos, a taxa de sobrevivência acumulada era de 100%. Os resultados deste estudo indicam que uma vez removidos os dentes infectados e colocados os implantes, não há resultados adversos para os locais implantados. Os dentes a serem removidos e os implantes colocados imediatamente após a extracção podem ser acedidos utilizando uma abordagem aberta, com retalhos ou com uma técnica minimamente invasiva. Com a experiência, o cirurgião pode deslocar os tecidos marginais por via bucal/linguística para ter acesso ao local cirúrgico.

Um Molt C2 (Hufriedy, Chicago) curette pode ser usado para luxar a raiz mesial-distancialmente. Deve ter-se o cuidado de não luxar a raiz de forma bucal-linguística. Uma força excessiva nesta direcção pode danificar a placa bucal. Após a remoção dos dentes, é utilizada uma cureta para explorar a localização da placa vestibular e confirmar que esta está intacta. A guia cirúrgica é colocada sobre o local cirúrgico e uma broca de precisão afiada (Nobel Biocard, Precision Drill, Yorba Linda, California) é utilizada para penetrar a parede palatina da tomada de extracção203.

Esta broca guia as brocas utilizadas para criar a osteotomia. Na região anterior maxilar, é importante evitar colocar o implante directamente na tomada de extracção. A colocação do implante nesta posição fará com que o implante perfure invariavelmente a placa vestibular e comprometerá a sobrevivência do implante. O eixo do implante deve ser mesmo com as bordas incisais dos dentes adjacentes ou ligeiramente palatino a este ponto de referência. Deve ser utilizado um indicador de direcção para verificar a angulação e trajectória correctas do implante proposto.

Os procedimentos de perfuração padrão são executados de acordo com as instruções dos fabricantes. Na zona estética, a cabeça do implante deve ser um mínimo de 3 mm apical a uma linha imaginária ligando as junções cemento-esmalte dos dentes adjacentes e apical ao osso interproximal e crestal. Um pilar de cicatrização ou parafuso de cobertura é colocado no implante. O pilar de cicatrização deve ser mesmo com ou ligeiramente apical aos tecidos marginais adjacentes. As papilas interproximais adjacentes ao implante podem ser adaptadas com suturas interrompidas sob tensão mínima. O provisório é então inserido, e avaliado, certificando-se que o pôntico está livre do pilar de cicatrização. A restauração provisória deve ter um pôntico privado para apoiar os tecidos adjacentes e ajudar a preservar a anatomia dos tecidos moles adjacentes ao implante.

O paciente é instruído em cuidados pós-cirúrgicos adequados e as suturas são removidas em sete a 10 dias. A restauração do implante pode ter lugar uma vez confirmada a osseointegração (região anterior maxilar quatro a seis meses). No caso de um implante imediatamente colocado invadir o seio maxilar, poderá ser prudente atrasar a colocação do implante, aumentar o seio, permitir a cicatrização óssea e depois colocar o implante.

A Diferença (Distância de Salto)

Por vezes, os tecidos marginais não se adaptam ao pilar de cura. Em estudos experimentais, se a lacuna for demasiado grande, o tecido conjuntivo forma-se entre o aspecto do implante coronal e o osso circundante204[,205]. (Fig. 12) Uma série de estudos com animais e humanos demonstrou que pequenos espaços entre os implantes e o osso se preencherão com osso com ou sem materiais de enxerto ou barreiras206-211. Botticelli et al. criaram defeitos circunferenciais de 1,0-2,5 mm de largura em cães. Em alguns locais, o osso labial adjacente ao encaixe foi reduzido. Durante um período de cura de quatro meses, os defeitos circunferenciais sararam com osso.

Em muitos casos, após a colocação imediata do implante, existe frequentemente um espaço entre a superfície do implante e as paredes do encaixe. Este espaço é conhecido como distância de salto e precisa de ser preenchido com osso para se obter um resultado óptimo. Esta cicatrização óssea está dependente da estabilização do coágulo inicialmente formado neste espaço. Estudos experimentais com animais mostraram que tanto as distâncias do osso ao implante como as características da superfície do implante são factores críticos para a estabilização do coágulo.

A estabilização do coágulo e a formação óssea podem ser adversamente afectadas pela falta de paredes ósseas intactas.

No encaixe intacto, um componente crítico do defeito peri-implantar é o tamanho do defeito horizontal, que é a maior distância, numa direcção perpendicular, da superfície do implante até à parede do encaixe.

Foi demonstrado que para implantes com defeito horizontal de 2 mm ou menos, a cura espontânea dos ossos e a osteointegração têm lugar se o implante tiver uma superfície rugosa.

Foi demonstrado que os defeitos horizontais com mais de 2 mm não cicatrizam previsivelmente com osso. No entanto, pode ser possível conseguir um preenchimento ósseo previsível em tais situações utilizando membranas de barreira de colagénio e implantes com uma superfície jateada de areia e gravada com ácido.

Estudos incluindo um da Schropp L, Kostopoulos L, Wenzel A em 2003 mostraram que as técnicas de aumento ósseo podem não ser necessárias quando a distância entre o corpo do implante e a parede óssea é inferior a 2 mm.

Os implantes dentários tornaram-se hoje em dia um modo altamente previsível de substituição de dentes em falta. O objectivo final é conseguir conforto, função e estética, e também a redução do tempo de tratamento.

Inicialmente foi recomendado por Branemark et al um período de cura sem stress de 3-6 meses para conseguir uma cura óssea óptima e uma osseointegração antes da carga. Este período de espera indevido foi sempre uma fonte de inconvenientes, tanto para o paciente como para o clínico, e muitas vezes a razão para optar contra a terapia com implantes.

O tempo de cura previamente estipulado que é necessário para que os implantes possam ser carregados foi proposto como resultado de observações clínicas e não de documentação biológica. Além disso, os ensaios iniciais enfrentaram condições exigentes, tais como a selecção não optimizada de pacientes com pouca quantidade e qualidade óssea, desenho não optimizado de implantes, implantes curtos, protocolos cirúrgicos não optimizados, e próteses biomecânicas não optimizadas.

Szmukler-Moncler et al. afirmaram que existe uma gama de micromovimentos dentro dos quais os implantes ainda podem alcançar a osseointegração. Para além de um certo nível de micromovimento, o tecido fibroso envolverá o implante, e a osteointegração não irá ocorrer. Isto também tem sido apoiado por provas histológicas em humanos de implantes recuperados imediatamente carregados, onde um elevado grau de osseointegração foi observado após função a longo prazo.

O carregamento imediato de implantes de raiz endóssea foi descrito na literatura para eliminar o período de cura de 3 a 6 meses. Anteriormente, pensava-se que a micromoção resultante da carga precoce do implante pode resultar no encapsulamento fibroso do implante. De facto, Barone et al em 2003 descobriram que a densidade do osso em redor dos implantes imediatamente carregados era mais elevada do que em redor daqueles carregados após um atraso.

A avaliação histológica em animais demonstrou a osseointegração quando os implantes foram imediatamente carregados. A avaliação histológica de seres humanos em relação a implantes que receberam carga imediata mostrou evidências de osteointegração.

A necessidade de desenvolver protocolos de implantes foi sentida, particularmente para diminuir ou mesmo eliminar os períodos de cicatrização antes de carregar os implantes.

Com uma melhor compreensão dos biomateriais, melhorias na concepção de implantes e protocolos cirúrgicos, criação de próteses fixas suportadas por implantes através de protocolos quer imediatos (no mesmo dia) quer de carregamento precoce de implantes (dentro de uma a poucas semanas após a cura) tornaram-se gradualmente disponíveis durante os últimos anos como conceitos adicionais, visando reduzir o tempo de tratamento e os custos de tratamento. Este é um paradigma totalmente novo em comparação com os protocolos de rotina.

Nas palavras de Ganeles et al, uma vez que os implantes carregados imediatamente osseointegraram clinicamente, parecem assumir as características de previsibilidade a longo prazo dos implantes curados e carregados convencionalmente. Além disso, como declarado por Kinsel & Lamb, as novas técnicas podem mesmo oferecer várias vantagens, incluindo o aumento da função mastigatória, a minimização da carga transmucosa descontrolada através da estabilização da anca cruzada, a melhoria do bem-estar psicológico, e a redução do tempo de tratamento.

A importância da redução da micromoção após a colocação de implantes tem sido enfatizada por muitos trabalhadores (Proussaefs e Lozada et al, Attard e Zarb et al), todos os quais têm defendido que a coroa deve ser aliviada de todos os contactos oclusais, quando os implantes dentários individuais são imediatamente carregados.

Correlation.

		Horizontal gap mm	Implant stability IMM	Implant stability 3 months	Implant stability 6 months
Horizontal gap mm	Pearson correlation	1	−.102	−.270	.024
	Sig. (2-tailed)		.669	.249	.921
	N	20	20	20	20
Implant stability IMM	Pearson correlation	−.102	1	.748**	.774**
	Sig. (2-tailed)	.669		.000	.000
	N	20	20	20	20
Implant stability 3 months	Pearson correlation	−.270	.748**	1	.551*
	Sig. (2-tailed)	.249	.000		.012
	N	20	20	20	20
Implant stability 6 months	Pearson correlation	.024	.774**	.551*	1
	Sig. (2-tailed)	.921	.000	.012	
	N	20	20	20	20

* Correlation is significant at the 0.05 level (2-tailed).
** Correlation is significant at the 0.01 level (2-tailed).

W.A. Ghanem. Papel da lacuna horizontal no sucesso do implante imediato.

O estudo clássico concluiu que a lacuna horizontal tem um efeito directo no sucesso do implante imediato.

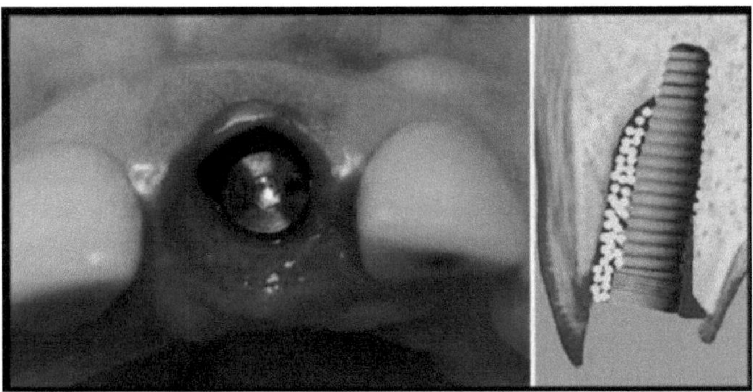

Fig. 12. Distância de saltos

Implantes Imedi

A região anterior da maxila é frequentemente denominada zona estética devido à sua alta visibilidade e influência na aparência facial. É necessário um planeamento meticuloso para a colocação imediata de implantes nesta região. A extracção dentária nesta região pode ser feita com ou sem a elevação da aba. A elevação de uma aba pode causar reabsorção óssea alveolar, especialmente se a gengiva tiver um biótipo fino. Evans CDJ, Chen ST em 2008 fez uma revisão retrospectiva sobre o resultado estético de 42 restaurações não aderentes de implantes completadas utilizando um protocolo cirúrgico de colocação imediata de implantes.

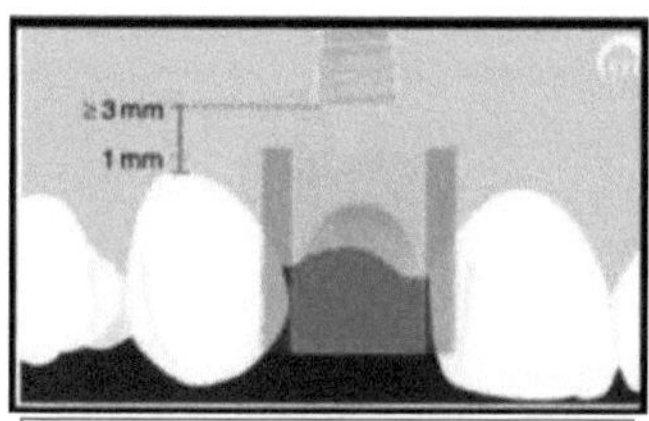

Fig. 13. Colocação mesiodistal e apico-coronal ideal do implante na zona estética

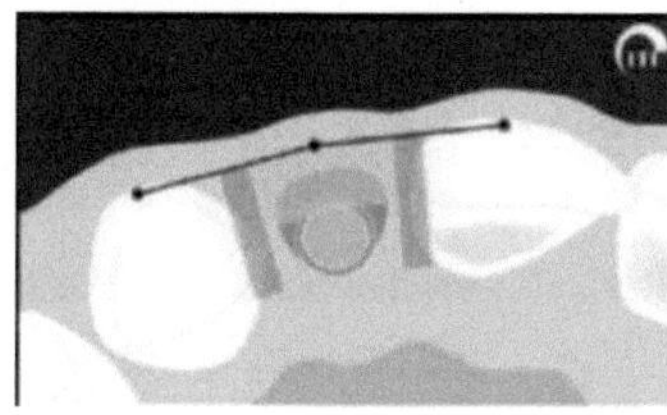

Fig. 14. Colocação ideal do Implante bucco-lingual na zona estética

(... cido ... r

c ... ntes ... s

recessão do que os implantes com posição de ombro lingual, sendo a diferença altamente significativa estatisticamente, e recomendaram que os implantes não deveriam ser colocados bucalmente para evitar a recessão gengival.

A técnica sem flacidez reduz o desconforto do paciente, as alterações dimensionais da crista alveolar e o fornecimento vascular é mantido porque o periósteo é mantido. Os implantes devem ser colocados tendo em conta os parâmetros posicionais, que são posições bucolinguísticas, mesiodistal e apicocoronais em relação à plataforma do implante, bem como a angulação do implante. A colocação do implante pode ser submersa (nível ósseo) ou não submersa (nível do tecido). Normalmente, na região anterior maxilar, os implantes submersos são preferidos para se obter uma estética.

A cabeça do implante deve ser um mínimo de 3 mm apical a uma linha imaginária ligando o cemento - junções de esmalte dos dentes adjacentes e apical ao osso interproximal e crestal. Bucco-lingualmente o implante deve ser colocado de forma mais palatável.

É importante envolver a parede palatal da tomada de extracção e envolver o osso 2-3 mm apicalmente. Se esta directriz não for seguida, o implante será colocado demasiado perto da crista labial, o que pode resultar num mau resultado estético devido à perda de osso da crista e à recessão do tecido marginal.

Mesio-distalmente deve ser mantida uma distância mínima de 1,5 mm dos dentes adjacentes Deve ser evitada a colocação de implantes de diâmetro largo ou de uma plataforma larga nos locais da zona estética. Os implantes que excedem a morfologia do encaixe resultam geralmente em complicações tais como a recessão da mucosa resultante do posicionamento da plataforma restauradora demasiado distante da face. Normalmente, os incisivos centrais maxilares e as cúspides e pré-molares e também as cúspides e pré-molares mandibulares são tratados com implantes com um diâmetro de aproximadamente 4 mm. Os incisivos laterais e os incisivos mandibulares não devem exceder um diâmetro de 3,5 mm. (Fig. 13 - 14)

Implantes Imediatos na Região Posterior2

Na região molar, a colocação do implante na tomada da raiz pode levar a uma posição de restauração não ideológica. Isto pode resultar numa sobrecarga mecânica do implante. Além disso, a forma resultante da restauração pode tornar a higiene oral mais difícil, o que aumenta o risco de peri-implantite. Para evitar estes potenciais problemas, estudos têm sugerido a colocação do implante no osso inter-radicular e o aumento do restante encaixe com material de enxerto e uma membrana. Os implantes na parte posterior devem envolver o osso apicalmente 2 mm para além do encaixe de extracção para alcançar a estabilidade primária (Fig. 15 - 16).

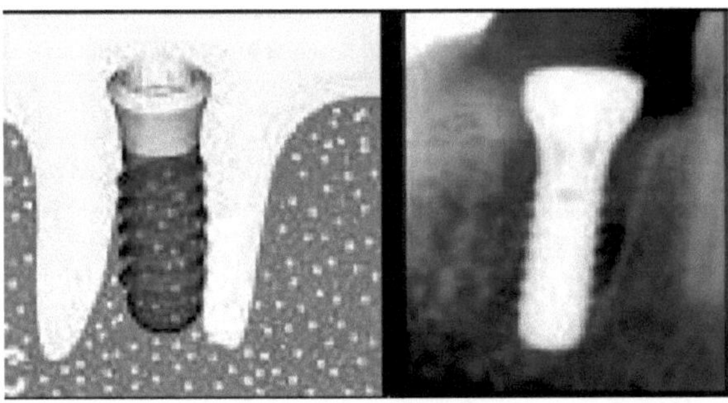

Fig. 15 - 16: Colocação do implante no septo inter-radicular

Protocolo para substituição imediata de implantes de dentes infectados

Alguns autores consideram que a colocação de implantes em lesões apicais crónicas é uma contra-indicação [216-18]. De facto, foi postulado que as lesões periapicais e periodontais têm um efeito negativo [219-220] na osteointegração, resultando na falha do implante.

Por outro lado, estudos tanto de animais [221-225] como de humanos [226-230] mostraram que os implantes imediatos colocados em tomadas pós extracção infectadas são um procedimento previsível com taxas de sucesso próximas dos 92% [231]. Mesmo em casos que requerem preservação e melhoramento do tecido ósseo, a colocação imediata de implantes tem sido descrita como uma técnica bem sucedida.

No entanto, actualmente, falta um protocolo padronizado que descreva uma sequência detalhada dos passos a seguir. Além disso, a maioria dos casos publicados de implantes imediatos em tomadas infectadas utilizam um protocolo cirúrgico em duas fases. Considerando as exigências estéticas dos pacientes que necessitam de extracção dentária para uma solução imediata, é essencial avaliar procedimentos que preservem as estruturas anatómicas com resultados previsíveis [215].

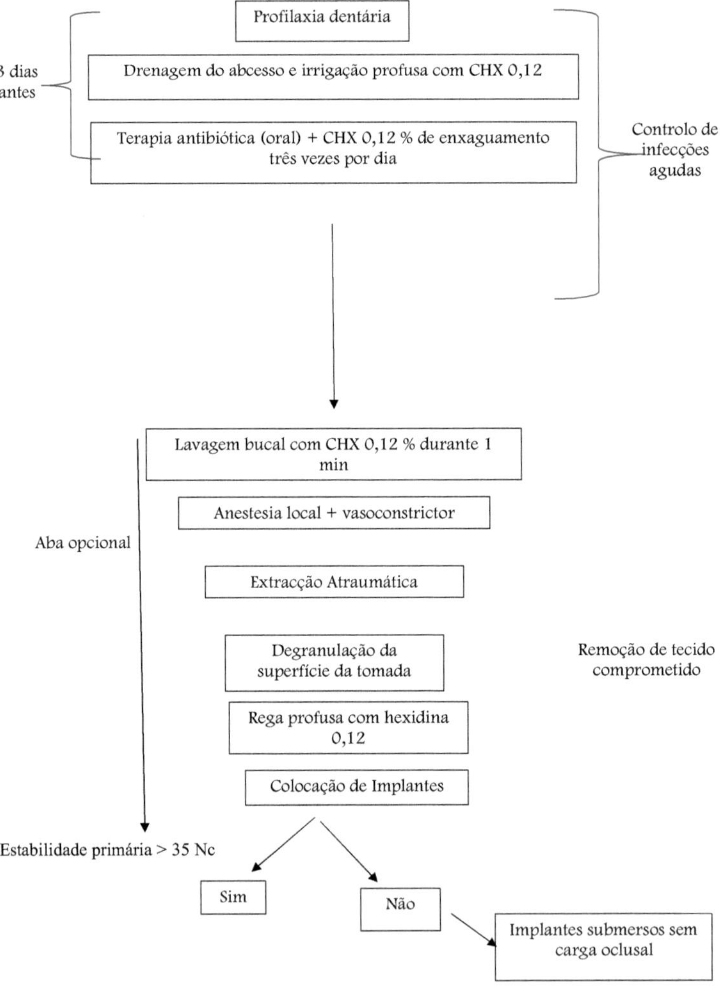
Profilaxia dentária
3 dias antes
Drenagem do abcesso e irrigação profusa com CHX 0,12
Terapia antibiótica (oral) + CHX 0,12 % de enxaguamento três vezes por dia
Controlo de infecções agudas
Lavagem bucal com CHX 0,12 % durante 1 min
Anestesia local + vasoconstrictor
Aba opcional
Extracção Atraumática
Degranulação da superfície da tomada
Remoção de tecido comprometido
Rega profusa com hexidina 0,12
Colocação de Implantes
Estabilidade primária > 35 Nc
Sim
Não
Implantes submersos sem carga oclusal

Sim

Enxertos (conforme necessário)

Suturas (conforme necessário)

- Provisionalização
- Embalagens frias durante 30 mins
- AINEs durante 2 dias + Antibióticos durante 7 dias
- Após 24 hrs de cirurgia CHX 0,12% enxaguar duas vezes por dia durante 7 dias
- Verificação a 1 dia, 1 semana, 1 mês e depois uma vez por ano.

Protocolo para colocação imediata de implantes e provisionalização numa tomada infectada [215]

Classification de Taxa de Compromisso associada ao implante (CRAI) em contacto com tecido previamente infectado [215]

CRAI	% de superfície comprometida do implante
0	0%
I	1 Face < 50 %
II	1 Face ≥ 50 %
III	2+ Faces < 50
IV	2+ Faces ≥ 50 %

CRAI 0 indica que não há comprometimento da superfície do implante; CRAI I, exposição apicoronal do implante que afecta uma parede numa percentagem ,50%; CRAI II, exposição apicoronal do implante que afecta uma parede numa percentagem ≥50%; CRAI III, exposição apicoronal que afecta 2 ou mais paredes numa percentagem ,50%; CRAI IV, exposição apicoronal que afecta 2 ou mais paredes numa percentagem ≥50%.

Requisitos Mínimos para Colocação Imediata de Implantes e Provisionalização numa Tomada Infectada (Fig. 17. 1 - 17.12)

- Terapia antibiótica pré- e pós-cirúrgica
- Desbridamento minucioso da tomada
- Rega profusa da área comprometida com clorhexidina 0,12%
- Evite um flap ou desenhe um flap tão pequeno quanto possível
- Escolha a geometria do implante que melhor fits com o nível de crista marginal da tomada.
- Implante cónico, de superfície tratada, auto-roscante para melhor ancoragem
- Técnica cirúrgica com uma sequência de perfuração que permite a ancoragem máxima do implante

- Manter uma posição adequada do implante considerando o resultado protético, o fecho máximo do encaixe a nível coronal (utilização de guia cirúrgica ou experiência clínica)
- Desnivelar mais de 2 mm entre o implante e o encaixe, utilizar enxerto
- Manutenção da saúde periodontal e controlos periódicos

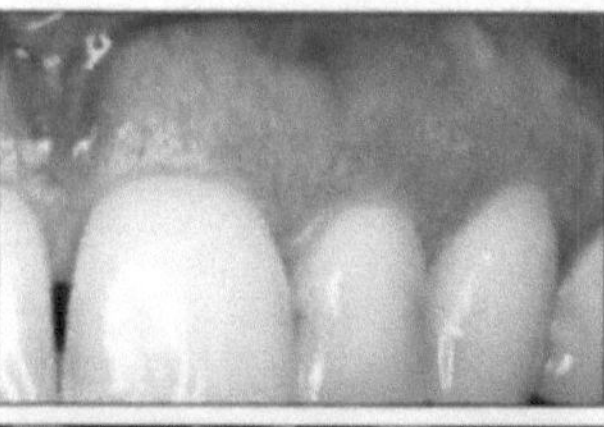

Fig. 1 The maxillary left lateral incisor has a blunted short root with a severe palatal infection related to a non-vital tooth

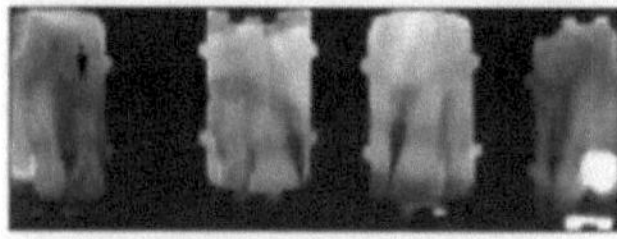

Fig. 2 Left maxillary lateral incisor (arrow) has a blunted apex, possible coronal fracture and a draining abscess

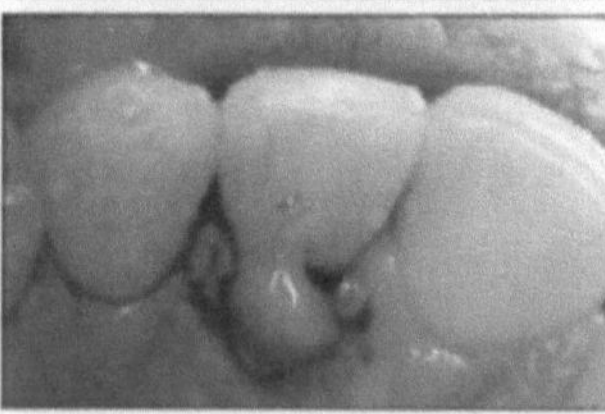

Fig. 3 Supparation expressed from palatal aspect of maxillary left lateral incisor

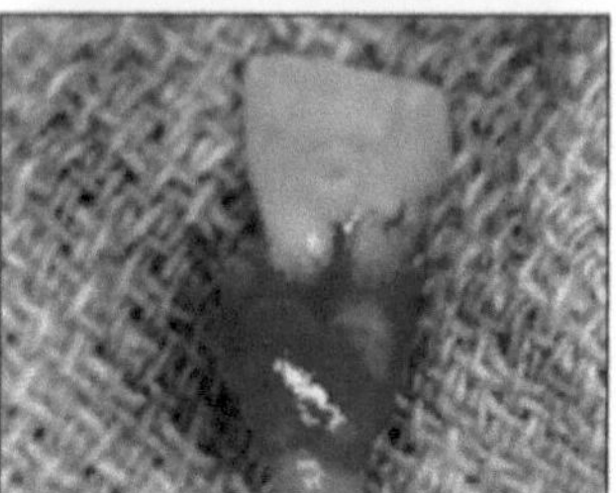

Fig. 4 Extensive palatal granulation tissue

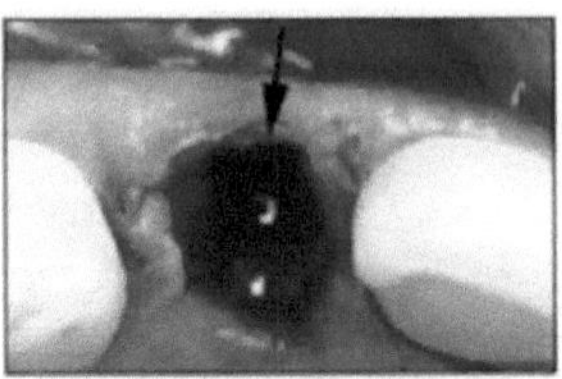

Fig. 5 Tooth has been extracted. Arrow points to socket

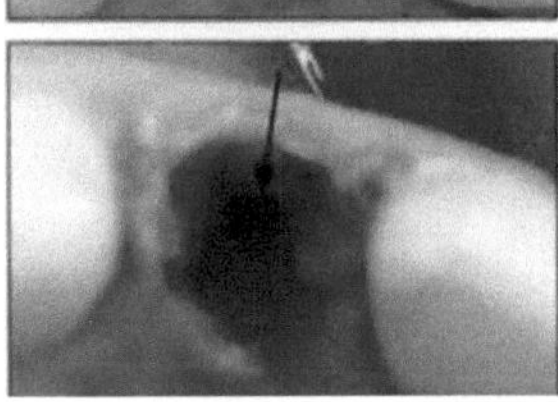

Fig. 6 Osteotomy has been prepared in palatal asect of extraction socket

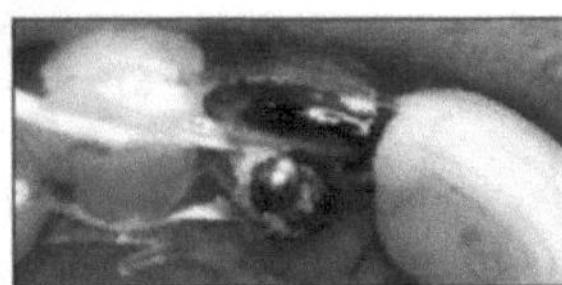

Fig. 7 Guide pin within palatal aspect of surgical guide

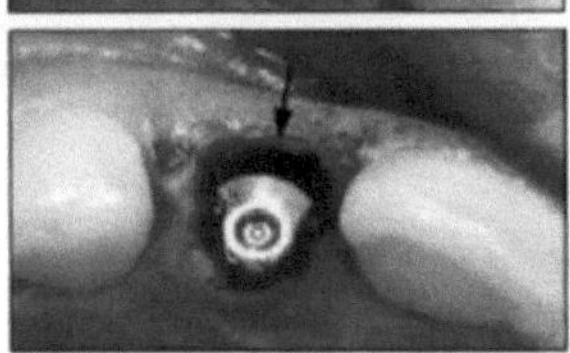

Fig. 8 Implant has been inserted into osteotomy and a 4 mm healing abutment has been placed onto the implant. Arrow points to gap between mucosal tissue and healing abutment

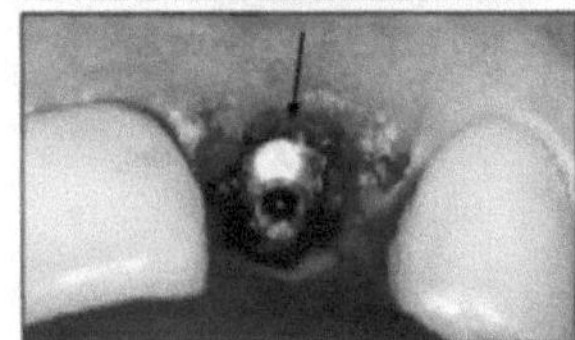

Fig. 9 Bovine bone has been layered into gap between mucosal tissue and abutment (arrow)

Fig. 10 Tissues sutured with no attempt to advance flap over bovine bone particles

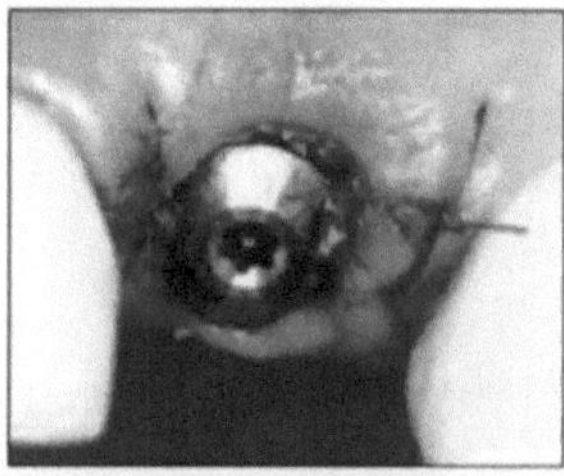

Fig. 11 Two year follow-up photograph. Note how intedental papillae fill entire embrasure spaces. There is slight soft tissue inflammation between lateral and canine

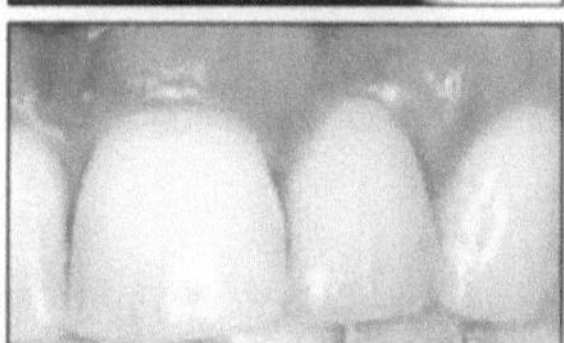

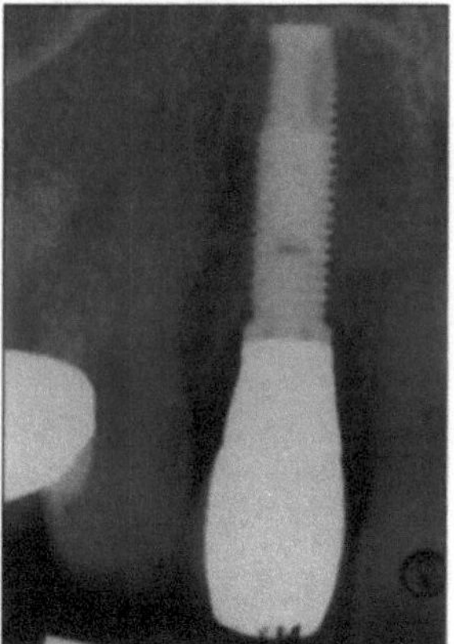

Fig. 12 Two year follow up x-ray. Note stabile interproximal bone

Fig. 17. 1. - Fig. 17. 12.: Colocação de implantes em tomadas infectadas

Considerações Críticas

Consideração Crítica	Recomendações terapêuticas
1. Reabsorção de cumeeira	- A enxertia com ou sem colocação imediata do implante reduz a perda óssea horizontal - Em locais onde a estética e a forma de cumeada são prioritárias, as tomadas devem ser enxertadas, mesmo que sejam locais pônticos
2. Placa facial	- Os sítios ideais exibem osso facial espesso e intacto - As luminárias devem ser colocadas em direcção ao palato e não devem estar em contacto com placas faciais finas - Os implantes podem ser colocados com pequenas deficiências da face média, mas o enxerto é indicado - Com extensas deficiências da face média e as que envolvem osso interproximal, o GBR é indicado seguido da colocação de implantes 4-6 meses mais tarde
3. Gestão de lacunas	- Gerir todas as lacunas peri-implantares com material de enxerto de partículas
4. Espessura do tecido mole	- Em locais com uma espessura mínima de tecido mole, devem ser consideradas técnicas de aumento de tecido mole
5. Limitação anatómica	- O canal mandibular e o seu forame mental são considerados invioláveis e devem ser evitados por uma margem de segurança utilizando diagnósticos, planeamento e rolhas de perfuração, etc. - Atrasar a colocação do implante com enxerto de encaixe para evitar condições em que o osso apical é necessário para a estabilidade mas ausente em quantidades suficientes
6. Sítios infectados	- Deve ser evitado imediatamente em locais com dor activa e/ou inchaço - Os sítios infectados podem ser preparados para colocação imediata com o uso judicioso do desbridamento quimio mecânico
7. Doença periodontal	- Defeitos periodontais activos em locais imediatos ou próximos devem ser tratados antes da colocação do implante
8. Carregamento imediato	- Os implantes únicos imediatamente carregados devem estar fora da oclusão em excursões cêntricas, laterais e protrusivas

	- Implantes com múltiplas talas imediatamente carregadas podem estar em oclusão, mas a estabilidade deve ser substancial e a estabilização transversal é fortemente recomendada

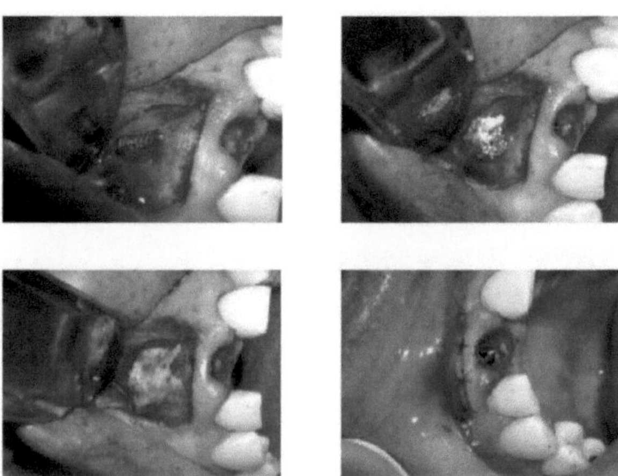

Fig. 18 : Fenestração apical evidente no local do implante #8. A natureza intacta tanto dos tecidos duros como moles no aspecto coronal da tomada levou o clínico a decidir sobre a colocação imediata do implante. Foi feita uma incisão sub marginal na face para aceder à fenestração com o mínimo de perturbação tanto nos tecidos marginais médios como interproximais.

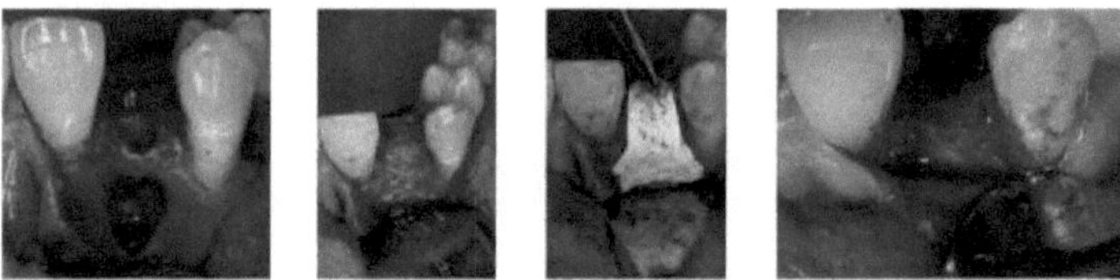

Fig. 19. Fenestração apical evidente no local do implante #7. O que foi considerado como insuficiente arquitectura para a estabilidade primária e uma cinta de osso demasiado estreita na margem média facial levou o clínico a decidir por uma abordagem atrasada.

Uma membrana dPTFE (politetrafluoroetileno denso, Cytoplast, Osteogenics Biomedical) foi utilizada sobre o xenoenxerto particulado, seguido da colocação do implante aproximadamente 4 meses mais tarde.

Recuperação de Implantes falhados

Os métodos convencionais são a broca de trefina, a broca de bur-forceps (BF), a broca de neo bur-elevador (hBEF), a broca de trefina (TD), a chave de torque elevado (HTW), e a broca de bisturi (SF), a electrocirurgia (ou seja, o explante térmico), e o novo método, não-traumático, é um kit de remoção de implantes que são normalmente utilizados para a remoção de implantes.

- ❖ As técnicas BF/hBEF e SF foram consideradas como as mais eficientes. As técnicas de explicação pareceram ser bem sucedidas para a remoção de implantes defeituosos.
- ❖ As técnicas BF/ hBEF e SF demonstraram 100% de sucesso.
- ❖ A técnica hBEF permitiu a inserção segura de um novo implante no mesmo local de explante.
- ❖ A técnica HTW parecia ser a técnica mais elegante com a maior previsibilidade para a inserção de outro implante [270].

Estudos clínicos

No final dos anos 70, Schulte et al relataram a colocação imediata de implantes dentários em novas tomadas de extracção. [95] Os implantes imediatos Tuebinger - de quatro tipos diferentes - foram testados clinicamente. O tempo de observação mais longo foi de 2 anos e meio. Do tipo que até agora se mostrou ser o melhor (54 implantes), um foi perdido. A quota de perdas foi maior nos outros tipos. A conservação depende da forma da cabeça do implante e particularmente do tamanho da lacuna. Os melhores resultados foram alcançados pelos 54 implantes com um raio de lacuna de 100 microns. As lacunas mais pequenas aumentam a taxa de falhas [232].

Este estudo demonstra que uma tomada de extracção intacta não é necessária para a integração bem sucedida de uma fixação de implante de titânio. Vários relatos de casos são utilizados para descrever a colocação imediata de fixações em tomadas comprometidas, alguns em conjunto com técnicas de enxerto ósseo e/ou regeneração guiada de tecido para melhorar o resultado cirúrgico. As vantagens da colocação imediata de implantes são triplicadas: (1) o tempo de tratamento é significativamente reduzido; (2) o contorno da crista pode ser preservado; e (3) é possível colocar a fixação numa posição axial mais ideal, melhorando assim a fabricação, estética, e biomecânica da restauração subsequente [233].

Num estudo entre Abril de 1986 e Setembro de 1993, 134 implantes (97 implantes imediatos, 26 implantes imediatos secundários precoces, e 11 implantes secundários tardios) foram colocados em 20 pacientes após a extracção de todos os dentes residuais. Após um período de seguimento médio de 27,1 meses, os implantes foram analisados em relação aos parâmetros de tecido mole peri-implantar e reabsorção óssea. Quando o exame foi realizado, 131 implantes (97,7%) foram considerados como estando a funcionar com sucesso. A profundidade média da bolsa variou entre 1,3 e 2,6 mm, e a reabsorção óssea peri-implantar mostrou valores entre 0,5 e 1,3 mm. As próteses fixas e removíveis revelaram resultados iguais no que diz respeito aos parâmetros examinados. Os resultados deste estudo indicaram que a implantação imediata em série pode ser considerada como uma modalidade de tratamento com implantes muito promissora para a extracção de dentes em série, se forem tidos em conta parâmetros específicos [234].

Num estudo, vinte implantes Brånemark foram colocados com membranas (Gore-Tex Augmentation Material) como implantes imediatos ou retardados nas tomadas de extracção de 15 pacientes. As perfurações de membrana através da membrana mucosa ocorreram em 10 pacientes após 6 a 24 semanas e uma vez após 2 semanas. O exame histológico de 15 amostras de tecido colhidas quando a membrana foi removida mostrou regeneração óssea genuína em três pacientes, regeneração do tecido conjuntivo com regeneração óssea intermitente em oito pacientes, cicatrização puramente fibrosa em dois pacientes, e tecido de granulação inflamatória em dois pacientes. A elevada proporção de perfurações da membrana com implantes imediatos deve ser tomada em consideração na avaliação e aplicação clínica deste princípio terapêutico [235].

Num estudo, 51 pacientes receberam 109 implantes Nobel Pharma em soquete de extracção fresco. Os pacientes foram acompanhados durante um período entre 1 e 67 meses, com uma média de 30,5 meses. A osteointegração nos implantes foi avaliada clinicamente radiograficamente. A taxa de sobrevivência dos implantes foi de 93,6%. Seis implantes eram móveis na fase de ligação do pilar, e um foi perdido quando a função foi iniciada. A taxa de sucesso foi de 92,0% para implantes em substituição de dentes extraídos devido a periodontite e 95,8% para implantes em substituição de dentes extraídos por outras razões. Ocorreram duas outras complicações: 12 parafusos de cobertura perfuraram a gengiva durante a cicatrização; e a infecção desenvolveu-se em cinco casos. A incidência de infecção foi maior no grupo das periodontites. Verificou-se que a colocação imediata de implantes em tomadas de extracção é um procedimento seguro e previsível se certas directrizes forem seguidas [236].

Num estudo, foram colocados 264 implantes em 143 pacientes utilizando diferentes técnicas de colocação imediata ou retardada de implantes em 12 centros diferentes que participaram num estudo multicêntrico prospectivo. A razão para a extracção dentária foi avaliada; a qualidade e quantidade de osso foram classificadas; as profundidades das cavidades foram registadas; e foram recolhidos dados sobre o tipo, tamanho e posição dos implantes. Foram colocadas 139 estruturas supra em 228 implantes em 126 pacientes. Foi feita uma avaliação de seguimento em 125 pacientes após 1 ano de carga e em 107 pacientes após 3 anos de carga. O estudo concluiu que não havia diferença clínica no que diz respeito à profundidade do encaixe ou quando se comparavam os diferentes métodos de colocação. Foi encontrada uma taxa de falha mais elevada para implantes curtos na região posterior da maxila e quando a periodontite foi citada como razão para a extracção dentária. A reabsorção óssea marginal média desde o momento da carga até ao seguimento de 1 ano foi de 0,8 mm na maxila e 0,5 mm na mandíbula. Durante um período de 3 anos, a taxa de sobrevivência do implante foi de 92,4% na maxila e 94,7% na mandíbula [237].

Este estudo de acompanhamento237 avaliou o sucesso imediato e a longo prazo dos implantes colocados em novas tomadas de extracção durante 5 anos. Concluiu que a colocação de implantes Brånemark em locais de extracção frescos pode ser bem sucedida durante um período de 5 anos de carga. Um dos resultados deste estudo mostra que existe uma correlação clínica entre o fracasso dos implantes e a periodontite como razão para a extracção dentária, mesmo que seja difícil dar-lhe uma associação casual. Pode-se levantar a hipótese de que a periodontite afectada nos tecidos pode ter uma influência local negativa devido à presença de defeitos de infra-bobo que podem possivelmente aumentar a distância entre o osso e o implante ou comprometer a obtenção da estabilidade primária [238].

Foi feito um estudo clínico e histológico para comparar implantes imediatos e retardados sem o uso de membranas. Este foi também o primeiro estudo humano a avaliar & comparar os resultados histologicamente. 48 sujeitos seleccionados receberam pelo menos 4 fixações em 2 quadrantes simétricos, foram submetidos à colocação de 1 fixação experimental colocada numa tomada de extracção fresca (TI) e 1 fixação contralateral em osso maduro (CI). As TI foram colocadas após extracção atraumática de dentes, com um local cirúrgico no ápice da tomada e um contacto estreito entre a fixação e as paredes da tomada, mas sem o uso de materiais de enchimento ou membranas. A segunda fase foi feita após 6 meses em ambos os grupos. O estudo concluiu que quando um implante dentário tipo parafuso é colocado sem a utilização de membranas de barreira ou outros materiais regenerativos numa nova tomada de extracção com uma abertura osso-implante de 2 mm ou menos, o resultado clínico e o grau de osteointegração não diferem dos implantes colocados em osso curado e maduro [239].

Foi feito um estudo comparativo entre a cicatrização óssea e as alterações ósseas da crista após a colocação imediata (Im) versus retardada (De) de implantes dentários de titânio com superfícies ácidas (Osseotite) em tomadas de extracção. Quarenta e seis pacientes foram atribuídos aleatoriamente ao grupo Im ou De (n = 23 por grupo) e receberam 1 implante no incisivo, canino, ou região pré-molar da maxila ou da mandíbula. Os implantes foram colocados uma média de 10 dias após a extracção dentária no grupo Im e aproximadamente 3 meses após a extracção no grupo De. As taxas de sobrevivência foram de 91% no grupo Im e de 96% no grupo De. No grupo Im, as reduções médias na largura paralela, largura perpendicular e profundidade do maior defeito de cada implante foram de 48% (de 4,4 a 2,3 mm), 59% (de 2,2 a 0,9 mm), e 48% (de 6,9 a 3,6 mm), respectivamente. As reduções médias correspondentes no grupo De ascenderam a 39% (de 3,1 a 1,9 mm), 77% (de 1,3 a 0,3 mm), e 34% (de 4,4 a 2,9 mm). A redução ao longo do tempo foi estatisticamente significativa em ambos os grupos ($P < .04$). O estudo concluiu que a formação de novos ossos ocorre em defeitos de infrabono associados a implantes imediatamente colocados em tomadas de extracção [240].

Uma revisão da literatura actual foi feita por Chen at. al. para encontrar a diferença na taxa de sucesso e sobrevivência entre implantes imediatos e retardados. A pesquisa incluiu todos os estudos com um mínimo de 10 casos e um período de tempo mínimo de 12 meses de seguimento. Este artigo de revisão concluiu que a taxa de sobrevivência a curto prazo & resultado clínico de ambos os grupos eram comparáveis 241.

Foi realizado um estudo para estudar as alterações dimensionais dos tecidos duros que ocorrem após a extracção dentária e a colocação imediata de implantes. Foram incluídos no estudo 18 indivíduos com 21 locais. Não foi utilizado material de enxerto ou de enchimento. Cinquenta e dois defeitos marginais com mais de 3 mm estavam presentes na linha de base: 21 na vestibular, 17 na lingual/palatal, e 14 em superfícies aproximadas. Na reentrada (após 4 meses) restaram oito defeitos com mais de 3,0 mm. Durante os 4 meses de cicatrização, as paredes ósseas da extracção sofreram uma alteração acentuada. A reabsorção horizontal da dimensão óssea vestibular ascendeu a cerca de 56%. A reabsorção correspondente do osso lingual/palatal foi de 30%. A reabsorção vertical da crista óssea ascendeu a 0,3+/-0,6 mm (vestibular), 0,6+/-1,0 mm (lingual/palatal), 0,2+/-0,7 mm (mesial), e 0,5+/-0,9 mm (distal). O estudo concluiu que a lacuna marginal que ocorreu entre a haste metálica e o tecido ósseo após a instalação do implante numa tomada de extracção pode previsivelmente cicatrizar com nova formação óssea e resolução de defeitos. Os resultados do estudo documentaram ainda que os espaços marginais em locais vestibulares e palatinos/linguísticos foram resolvidos através da nova formação óssea a partir do interior dos defeitos e reabsorção óssea substancial a partir do exterior da crista [242].

Foi feito um estudo retrospectivo em 149 pacientes consecutivos. O estudo agrupou pacientes nos que receberam implantes por periodontite, e outras razões, e nos que receberam implantes imediatos e implantes atrasados. Este estudo concluiu que a sobrevivência dos implantes estava comprometida por um histórico de periodontite e não afectada por implantes imediatos ou retardados [243].

Foi feito um estudo para avaliar e comparar a experiência dos pacientes em procedimentos cirúrgicos e protéticos, bem como a satisfação com a função e estética após substituições de um dente único montadas em implantes dentários de colocação precoce vs. retardada. Foram incluídos no estudo 46 sujeitos com implantes anteriores únicos. Satisfação com a restauração em geral e a aparência foi significativamente maior no grupo Im do que no grupo De (96 vs. 93; $P<0$,02). enquanto que os escores de VAS para o grupo de implantes de colocação retardada foram significativamente maiores do que no grupo de implantes retardada (96 vs. 90; P<0,02) 244.

Foi realizado um estudo para avaliar a colocação de implantes transmucosos em tomadas de extracção frescas e a sua restauração imediata com coroas temporárias. Numa série de 22 pacientes que necessitam de um implante num único local, foi colocado e seguido um implante imediato durante 12 meses. No final de 1 ano, nenhum dos implantes falhou. Neste estudo, a restauração imediata de implantes dentários colocados em novas tomadas de extracção demonstrou ser um procedimento seguro e previsível. A taxa de sucesso e os resultados radiográficos e clínicos foram comparáveis aos obtidos de acordo com o protocolo padrão [245].

Foi realizado um estudo para comparar implantes imediatos (IP) & retardados (DP) colocados em locais infectados. Foram seleccionados 50 pacientes para este estudo, divididos aleatoriamente em 2 grupos. No total, 2 implantes pertencentes ao grupo IP foram perdidos, resultando numa taxa de sobrevivência de 92% para os implantes IP contra 100% para os implantes DP. O ISQ médio, a estética gengival e a reabsorção óssea radiográfica, e as culturas periapicais não foram significativamente diferentes com os implantes de IP e DP. A colocação imediata de implantes em lesões periapicais crónicas pode ser indicada [246].

Foi feito um estudo retrospectivo para comparar implantes de grande diâmetro colocados em osso maduro versus implantes inseridos em osso pós extracção. O estudo examinou 162 implantes em 100 pacientes, 130 dos quais foram colocados em osso maduro e descansam na tomada pós-extracção. 4 dos 130 implantes falharam, enquanto nenhum no outro grupo. O estudo concluiu que a colocação de implantes de diâmetro largo em locais de extracção de molares recentes demonstrou alcançar resultados semelhantes aos dos implantes colocados em osso maduro curado após 12 meses de seguimento, dentro das limitações deste estudo [247].

Foi feito um estudo de coorte multicêntrico para avaliar os resultados clínicos e radiográficos da colocação transmucosa imediata de implantes em tomadas de extracção de molares. Oitenta e dois pacientes foram inscritos e seguidos durante 12 meses com 82 implantes cónicos. Os locais de extracção apresentavam volume ósseo residual suficiente para permitir a estabilidade primária de todos os implantes. Sessenta e quatro por cento dos implantes foram colocados nas áreas de 36 e 46. O GBR foi utilizado em conjunto com a colocação de todos os implantes. Todos os implantes cicatrizaram sem problemas, produzindo uma taxa de sobrevivência de 100% e condições saudáveis dos tecidos moles após 12 meses. Radiograficamente, foram observadas alterações estatisticamente significativas ($P<0,0001$) nos níveis ósseos da crista mesial e distal, desde a linha de base até ao seguimento de 12 meses. Os resultados deste estudo de coorte prospectivo de 12 meses mostraram que a colocação imediata de implantes transmucosos representou uma opção de tratamento previsível para a substituição de molares mandibulares e maxilares perdidos devido a outras razões que não a periodontite, incluindo fracturas radiculares verticais, falhas endodônticas e cáries [248].

Foi feito um estudo prospectivo para avaliar o resultado clínico de cinco anos de implantes imediatos. Uma semana após a cimentação da prótese, foi realizado um exame clínico de base. As medidas clínicas/radiográficas foram repetidas anualmente. Os sujeitos foram inscritos num programa de higiene oral cuidadosamente supervisionado. Foi demonstrado que os "implantes imediatos" que eram carregados após 5-7 meses tinham uma elevada taxa de sucesso. Durante o intervalo de 5 anos, nenhum implante foi perdido, e o nível médio de osso Radiográfico nos implantes foi mantido ou mesmo melhorado. Os locais de implantes localizados adjacentes aos dentes mostraram ganhos ósseos durante o período inicial, enquanto que os locais que enfrentavam zonas desdentadas perderam algum osso [249].

Foi feito um estudo para comparar a restauração imediata de implantes unitários nas zonas estéticas realizadas sobre implantes colocados imediatamente após a extracção dentária ou 8 semanas mais tarde (substituição imediata vs. restauração imediata). Este estudo mostrou que a substituição imediata sem carga funcional pode ser considerada uma opção terapêutica valiosa para casos seleccionados de substituição de um dente na zona estética quando são utilizados implantes de efeito cónico. A estabilidade dos implantes no momento da colocação do implante é ligeiramente inferior no grupo de substituição imediata, mas não afecta o resultado do tratamento [250].

Foi feito um estudo envolvendo 341 implantes em 320 pacientes que necessitam de hemisfério molar mandibular ou extracção. A terapia regenerativa concomitante foi realizada em cerca de 332 dos implantes colocados. Não foi realizada nenhuma terapia regenerativa em torno dos nove implantes restantes. Onze locais adicionais, nos quais foi planeada a colocação simultânea de implantes, foram tratados em vez disso apenas com terapia regenerativa utilizando material de enxerto e uma membrana de cobertura. Os implantes foram colocados nestes locais em visitas cirúrgicas subsequentes. Um implante foi móvel 3 semanas após a colocação do implante. Um segundo implante foi perdido após 30 meses em função. Todos os outros implantes estavam estáveis na altura da descoberta 3 a 7 meses após a pós-serção. Um total de 339 implantes estiveram em função até 6 anos, com um tempo médio em função de 30,8 meses, o que resultou numa taxa de sobrevivência acumulada de 99,1%. Este estudo mostrou que os implantes podem ser colocados em posições de restauração ideais no momento da extracção de molares mandibulares com ou sem terapia regenerativa concomitante [251].

Foi feito um estudo para avaliar a cura dos tecidos moles em implantes transmucosos imediatos colocados em locais de extracção de molares com deiscência bucal autónoma. Os resultados deste ensaio clínico controlado mostraram que a cicatrização após a instalação imediata de implantes transmucosos em locais de extracção de molares com deiscência bucal ampla e pouco profunda produziu resultados menos favoráveis em comparação com os dos implantes colocados em locais sarados, e resultou na falta de osseointegração "completa" [252].

Foi feito um estudo com 2 objectivos: avaliar as diferenças de tecidos duros e moles entre a colocação imediata e retardada do implante e, avaliar as alterações do nível ósseo da crista entre os dois grupos. O estudo concluiu que a resposta do osso crestal à colocação imediata ou atrasada de um implante num local de extracção na região anterior maxilar com provisionalização imediata é semelhante no que diz respeito às alterações do tecido duro. O suporte da margem gengival com um provisório no momento da extracção dentária e colocação do implante preservou 1 mm mais de posição da margem gengival facial em comparação com o grupo atrasado. A decisão de utilizar qualquer um dos métodos deve considerar o movimento da margem gengival facial, que, num paciente estético crítico, pode necessitar de suporte de tecido mole de uma restauração provisória ou tipo similar de pilar de cicatrização anatómica [253].

Foi feito um estudo para avaliar o resultado clínico dos implantes imediatamente colocados em novas tomadas de extracção de dentes afectados por descobertas patológicas periapicais crónicas, utilizando plasma rico em factores de crescimento (PRGF) como coadjuvante durante o procedimento cirúrgico. Um total de 30 pacientes parcialmente desdentados com dentes que requerem extracção e lesões periapicais crónicas foram incluídos neste estudo. Um total de 61 implantes transmucosos foram instalados imediatamente após a extracção e cuidadoso desbridamento combinado com a colocação de PRGF na tomada. Antes da inserção, a superfície do implante foi bioactivada por humidificação com PRGF líquido. A fase protética ocorreu 3 a 4 meses após a cirurgia. Dos 61 implantes, 1 tinha falhado 2 meses após a inserção devido a infecção. Não foram registadas complicações adicionais. A taxa global de sucesso e sobrevivência dos implantes foi de 98,4% a 1 ano de função. O estudo concluiu que o uso de PRGF combinado com um procedimento de colocação imediata de implantes pode ser considerado uma opção de tratamento segura, eficaz e previsível para a reabilitação de novos implantes infectados pós extracção [254].

Uma revisão sistemática que incluiu sete ensaios clínicos comparados com implantes imediatos versus implantes retardados. Não foram encontradas diferenças significativas entre implantes imediatos, com atraso imediato e retardado. Contudo, o artigo sugeriu que os implantes imediatos e retardados podem ter um risco mais elevado de falha e complicações dos implantes do que os implantes retardados; por outro lado, o resultado estético pode ser melhor quando se colocam implantes imediatamente após a extracção dentária [255].

Foi feito um estudo para examinar os resultados clínicos e radiográficos dos implantes colocados em tomadas de extracção frescas durante 2 anos de função. Foi apresentado a dez pacientes um protocolo de tratamento envolvendo a extracção dos seus restantes dentes mandibulares e a colocação imediata de 4 implantes (2 em tomadas de extracção frescas; grupo de teste (TG, n = 20), 2 em osso maduro; grupo de controlo (CG, n = 20). Nenhum dos implantes perdeu a osseointegração. A pontuação MPI 0 foi de 80,3% na SG, 82,7% na GC, e a pontuação MPI 1 foi de 13,4% na SG e 14,9% na GC no final de 1 ano, e permaneceu estável após 2 anos. Este estudo concluiu que a colocação de implantes em tomadas de extracção frescas é uma alternativa de tratamento fiável [256].

Foi feito um estudo para comparar a eficácia de duas opções terapêuticas - colocação imediata do implante e preservação da crista com colocação tardia do implante - na manutenção da posição das margens dos tecidos moles após a extracção do dente. O estudo avaliou as alterações apicocoronárias nas posições da mucosa média e proximal nos locais de colocação do implante desde a extracção do dente até 3 e 6 meses após a extracção. Vinte e quatro pacientes (26 locais) receberam aleatoriamente ou a colocação imediata do implante ou a preservação da crista (enxerto com aloenxerto ósseo liofilizado e membrana de colagénio) seguido da colocação do implante 3 meses mais tarde. As margens de tecido mole do meio do ducto mostraram uma recessão mínima durante 6 meses a partir do momento da extracção (média 0,17 ± 0,47 mm), sem diferenças entre os grupos de tratamento. A altura interproximal do tecido diminuiu significativamente desde a extracção até 6 meses (mesial, 1,73 ± 0,71 mm; distal, 1,48 ± 0,80 mm), sem diferenças significativas entre a colocação imediata e retardada. Os locais de implantes imediatos tiveram maiores reduções na largura da crista 6 meses após a extracção do que os locais de colocação retardada. O biótipo do tecido não mostrou qualquer relação significativa com as alterações identificadas. Este estudo comparando as alterações dos tecidos moles após a extracção, não conseguiu identificar diferenças entre os pacientes tratados com abordagens imediatas ou retardadas para as margens dos tecidos moles interproximais ou midbucais, embora se tenham observado maiores diminuições na largura da crista em locais sem enxerto ósseo. Tanto as abordagens de tratamento imediato como as retardadas parecem ser apropriadas após a extracção dentária, sendo o tratamento preferido baseado em outros factores que não as alterações dos tecidos moles resultantes [257].

Uma revisão sistemática estimou as taxas de sobrevivência e sucesso dos implantes e das próteses suportadas por implantes, a prevalência de complicações biológicas, técnicas e estéticas, e a magnitude das alterações dos tecidos moles e duros após a colocação de implantes imediatamente em novas tomadas de extracção. Foi incluído um total de 46 estudos prospectivos, com um tempo médio de seguimento de 2,08 anos. A taxa anual de falha de implantes imediatos foi de 0,82% (95% CI: 0,48-1,39%), traduzindo-se na taxa de sobrevivência de 2 anos de 98,4% (97,3-99%). Entre os cinco factores analisados (razões de extracção, uso de antibióticos, posição do implante [anterior vs. posterior, maxila vs. mandíbula), tipo de carga], apenas o regime de uso de antibióticos afectou significativamente a taxa de sobrevivência. Foram encontradas taxas de insucesso mais baixas em grupos aos quais foi fornecido um curso de antibióticos pós-operatórios. O sucesso da terapia com implantes foi difícil de avaliar devido à escassez de relatórios sobre complicações biológicas, técnicas e estéticas. As alterações dos tecidos moles ocorreram principalmente nos primeiros 3 meses após a prestação da restauração, e depois estabilizaram no final do primeiro ano. A perda óssea marginal ocorreu predominantemente no primeiro ano após a colocação do implante, com uma magnitude geralmente inferior a 1 mm. Este artigo de revisão concluiu que, apesar da elevada taxa de sobrevivência observada, são necessários mais estudos a longo prazo para determinar o sucesso do tratamento com implantes, proporcionado imediatamente após a extracção dentária [258].

O objectivo deste artigo era rever o estado actual dos implantes imediatos, com os seus prós e contras, e as indicações clínicas e contra-indicações. Foi realizada uma pesquisa exaustiva na biblioteca COCHRANE e nas bases de dados electrónicas MEDLINE de 2004 a Novembro de 2009. Foram finalmente incluídos 20 estudos de 135 artigos da pesquisa inicial, que resumiram um total de 1139 implantes imediatos com um seguimento de pelo menos 12 meses. Os resultados foram comparados com outros artigos actualmente disponíveis na literatura revista que obtiveram resultados semelhantes. Para concluir, poucos estudos relatam as taxas de sucesso e não as taxas de sobrevivência na literatura revista. Foram descritos resultados clínicos a curto prazo e os resultados foram comparáveis aos obtidos com a colocação tardia de implantes. São necessários mais ensaios clínicos aleatórios a longo prazo para dar provas científicas sobre os benefícios dos implantes imediatos em relação à colocação retardada de implantes [260].

Foi feito um estudo retrospectivo para comparar a sobrevivência dos implantes colocados em osso maduro com a sobrevivência dos implantes colocados em novas tomadas de extracção nos mesmos pacientes. Cada paciente deste estudo recebeu pelo menos um implante imediato e um implante retardado. Um total de 1022 implantes foram colocados em 150 pacientes; 480 foram colocados imediatamente e 542 foram colocados em osso maduro. A taxa média de sobrevivência dos implantes foi de 93,4%; as taxas de sobrevivência foram de 93,8% para implantes imediatos e 93,2% para implantes não imediatos. A taxa de falha na maxila foi de 5,2% e, na mandíbula, foi de 2,8%. A taxa de insucesso para implantes imediatos na maxila posterior foi de 8,5%, o que foi estatisticamente significativamente mais elevado do que para implantes colocados noutros locais. Dos implantes falhados, 72% foram fracassos iniciais. O estudo concluiu que a taxa de sobrevivência dos implantes colocados em tomadas de extracção frescas era semelhante à dos implantes colocados em osso maduro. Foi observada uma taxa de insucesso estatisticamente significativamente mais elevada com implantes imediatos colocados na maxila posterior [261].

Foi feito um estudo retrospectivo para avaliar a taxa de sucesso da colocação imediata de implantes dentários nos molares mandibulares dentro de um período de seguimento de até 8 anos. Setenta e quatro implantes de molares mandibulares após extracção não traumática de dentes entre 2002 e 2008 foram examinados no estudo. Todos os implantes foram avaliados radiograficamente imediatamente após a colocação da prótese, 1 ano após a implantação, e no final do período experimental, em 2010. A avaliação clínica foi feita de acordo com [Albrektsson et al. (1986). Neste estudo, todos os implantes apresentaram condições clínicas e radiográficas estáveis, ou seja, 100% de sucesso. Não foi encontrada uma perda óssea significativa entre a avaliação final e a do primeiro ano funcional ($P > 0,05$). O estudo concluiu que a colocação imediata de implantes de molares mandibulares provou ser um tratamento cirúrgico viável, dada a elevada taxa de sucesso até 8 anos após o implante [262].

Os autores fizeram uma revisão da literatura electrónica e manual para encontrar a taxa de sucesso e sobrevivência dos implantes molares superiores imediatos. O estudo descobriu que a taxa de sucesso e de sobrevivência de implantes imediatos em novas tomadas de extracção de molares superiores era superior a 90%, o que era semelhante aos implantes retardados de tipo convencional. O estudo concluiu que a taxa de sucesso e de sobrevivência dos implantes molares superiores imediatos era relativamente elevada e semelhante à dos implantes retardados convencionais [263].

Foi feito um estudo para comparar a necessidade de aumento ósseo, complicações cirúrgicas, periodontais, radiográficas, estéticas e resultados relatados pelos pacientes em indivíduos que receberam colocação de implantes no momento da extracção (Implante Imediato) ou 12 semanas depois. Foram recrutados em sete consultórios privados indivíduos que exigiam a extracção de um único dente nas áreas anterior e pré-molar. A posição do implante e a escolha da plataforma foram restabelecidas. O IMI foi inviável em 7,5% dos casos. 124 sujeitos foram aleatorizados. Um implante foi perdido no grupo IMI. O IMI requereu aumento ósseo em 72% dos casos em comparação com 43,9% por atraso ($p = 0,01$), enquanto que a falha da ferida ocorreu em 26,1% e 5,3% dos casos, respectivamente ($p = 0,02$). A 1 ano, a IMI tinha profundidades de sondagem mais profundas (4,1 ± 1,2 mm contra 3,3 ± 1,1 mm, $p < 0,01$). Foi observada uma tendência para uma maior perda óssea radiográfica no IMI durante o período inicial de 3 anos (p-trend < 0,01). Pontuações estéticas rosadas inadequadas foram obtidas em 19% dos casos de implantes de IMI atrasados e em 42% dos casos de implantes de IMI ($p = 0,03$). Não foram observadas diferenças nos resultados relatados pelos doentes. Este estudo concluiu que a colocação imediata de implantes não deve ser recomendada quando a estética é importante, a IMI deve ser limitada a casos seleccionados. É necessário um acompanhamento mais longo para avaliar as diferenças nas taxas de complicações [264].

Foi feita uma revisão sistemática e uma meta-análise para comparar a taxa de sobrevivência dos implantes e as alterações do tecido peri-implantar associadas aos implantes inseridos em tomadas de extracção frescas e aos inseridos em tomadas cicatrizadas. Foi realizada uma pesquisa sistemática por dois revisores independentes nas bases de dados PubMed/MEDLINE, Embase, e na Biblioteca Cochrane, usando termos de pesquisa diferentes; os artigos publicados até Novembro de 2016 foram pesquisados. As pesquisas identificaram 30 estudos elegíveis. Foi instalado um total de 3.049 implantes num total de 1.435 pacientes com uma idade média de 46,68 anos e um mínimo de 6 meses de seguimento. A taxa de sobrevivência dos implantes retardados (98,38%) foi significativamente superior aos implantes imediatos (95,21%) ($p = .001$). Para a perda óssea marginal ($p = .32$), valores dos quocientes de estabilidade dos implantes ($p = .44$), e profundidade da sonda de bolso ($p = .94$), não houve diferença significativa entre os grupos analisados. Este artigo de revisão concluiu que os implantes imediatos colocados em novas tomadas devem ser realizados com cautela devido às taxas de sobrevivência significativamente mais baixas do que os implantes retardados inseridos em tomadas cicatrizadas [265].

Foi feita uma revisão sistemática e uma meta-análise para comparar os resultados imediatos (PII) com a colocação retardada de um único implante (DIP, ≥ 3 meses pós-extracção) em termos de sobrevivência do implante (resultado primário), cirúrgicos, clínicos, estéticos, radiográficos e de resultados relatados pelos pacientes (resultados secundários). Apenas foram seleccionados para uma análise qualitativa e meta-análise os Ensaios Controlados Aleatórios (RCTs) e os Estudos Controlados Não Aleatórios (NRSs) comparando a PII com a PII com pelo menos um ano de seguimento. A pesquisa identificou 3 RCTs e 5 NRSs de 2589 títulos fornecendo dados sobre 473 implantes únicos (IIP: 233, DIP: 240) que tinham estado em função entre 12 e 96 meses. Um RCT mostrou um risco pouco claro de enviesamento, enquanto todos os outros estudos demonstraram um risco elevado. A meta-análise mostrou uma sobrevivência significativamente inferior para PII (94,9%) em comparação com a PII (98,9%) (RR 0,96, 95% CI [0,93; 0,99], p=0,02). Todos foram falhas iniciais de implantes. A PII demonstrou um risco mais elevado de perda precoce de implantes do que a PII. Há uma necessidade de RCTs comparando a PII com a PII com análises CBCT em diferentes pontos de tempo e dados sobre a recessão facial média com o estado pré-operatório como linha de base. Nestes estudos, a necessidade de transplante de tecidos duros e moles deve também ser avaliada [266].

Foi feita uma revisão sobre os estudos produzidos na América Latina que contribuíram para a elucidação do efeito da extracção dentária com e sem instalação imediata de implantes. Foi realizada uma pesquisa electrónica para seleccionar os estudos que preenchem os critérios de inclusão. Estudos latino-americanos que preenchiam estes critérios demonstraram que a instalação imediata de implantes era propícia a uma osteointegração previsível e altas taxas de sobrevivência, mas não conseguiu evitar a modelação óssea e a redução dimensional da crista alveolar. Além disso, foi também demonstrado que as abordagens regenerativas, incluindo enxertos de tecido duro e mole no momento da colocação imediata do implante, podem ser benéficas para compensar a redução da crista alveolar. As abordagens regenerativas imediatamente após a extracção dentária podem diminuir a quantidade de redução de dimensão do rebordo alveolar [267].

Foi feita uma revisão sistemática para avaliar as alterações tridimensionais no tecido ósseo após a instalação imediata de um único implante numa tomada de extracção fresca na maxila anterior. Após uma pesquisa electrónica, dois revisores independentes analisaram os estudos elegíveis, avaliaram a qualidade metodológica, e extraíram os dados. Os critérios de inclusão foram estudos observacionais e estudos experimentais que avaliaram a resposta óssea após a instalação imediata de um único implante numa tomada de extracção fresca, imediatamente carregada ou não, na região entre os caninos maxilares. Os estudos foram incluídos em qualquer língua, sem restrições de data de publicação e com um mínimo de 6 meses de seguimento após o procedimento cirúrgico. De um total de 3272 artigos, apenas 12 estudos preencheram os critérios de inclusão e foram seleccionados para a revisão. A remodelação óssea após a instalação imediata de um implante dentário foi avaliada utilizando radiografias periapicais padronizadas e tomografia computorizada de feixe cônico (CBCT). A revisão concluiu que houve uma remodelação óssea marginal e vestibular inevitável que ocorreu após a extracção dentária e instalação imediata do implante em todos os estudos [268].

Foto do caso 1: IIP com temporização natural da coroa

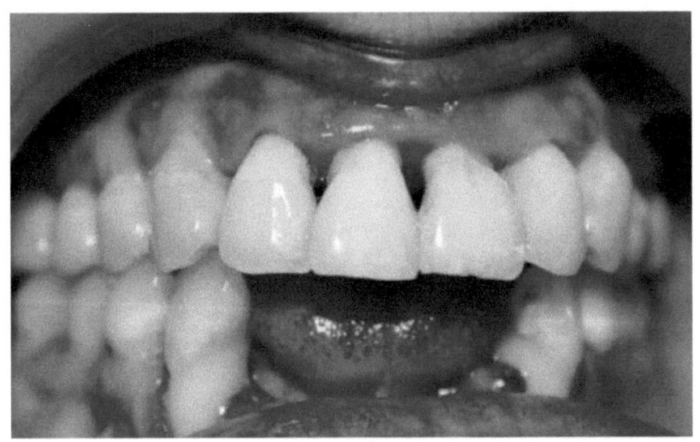

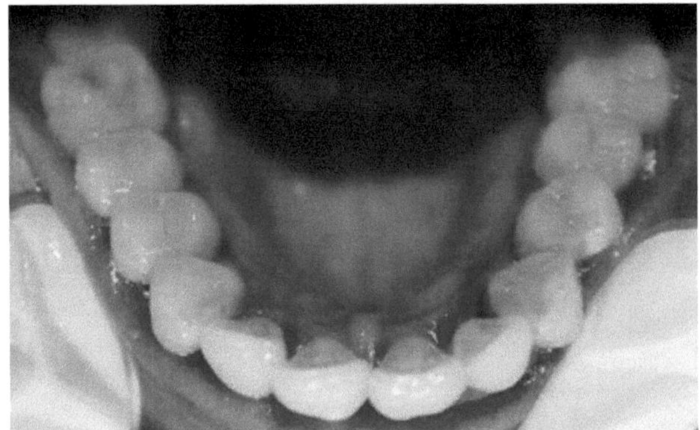

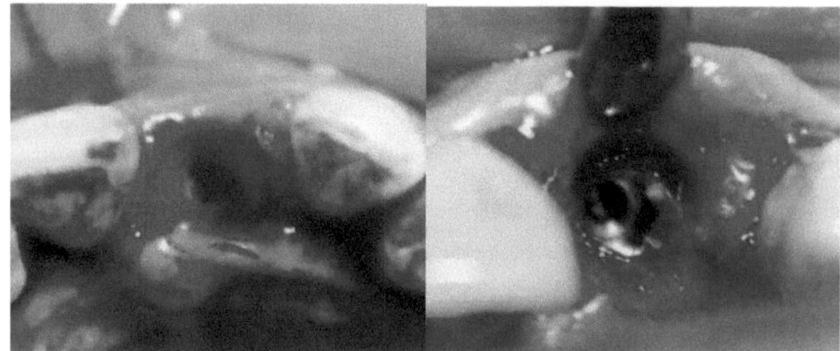

Fig 1 : Extracção atraumática do #21 com periótomo

Fig 2 : A osteotomia foi criada de uma forma gradual utilizando brocas de diâmetros crescentes sob uma irrigação externa copiosa utilizando soro fisiológico refrigerado.

Para evitar a tendência da broca para "caminhar para o bucal", a parede palatal foi engatada aproximadamente dois terços do caminho apicalmente, aplicando pressão tanto apical como lateral, conforme necessário, para alcançar a posição desejada do implante.

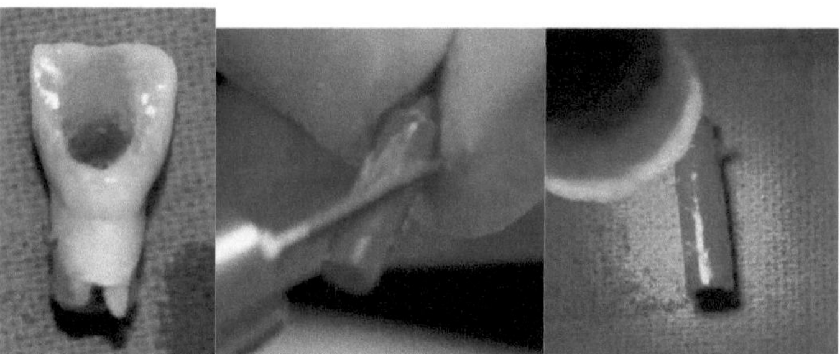

Figura 3 : A coroa dos dentes permanentes é gravada com uma gravura gravada. Figura 4 : Preparação do pilar hexagonal interno da UCLA para um ajuste adequado com pilar. Figura 5 : Gravação e colagem do pilar da UCLA.

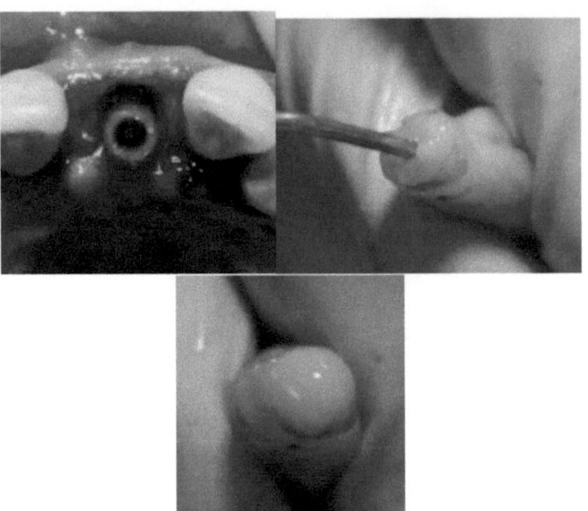

Figura 6 : verificação do encaixe do pilar . Fig 7&8 : preenchimento excessivo do espaço com resina composta

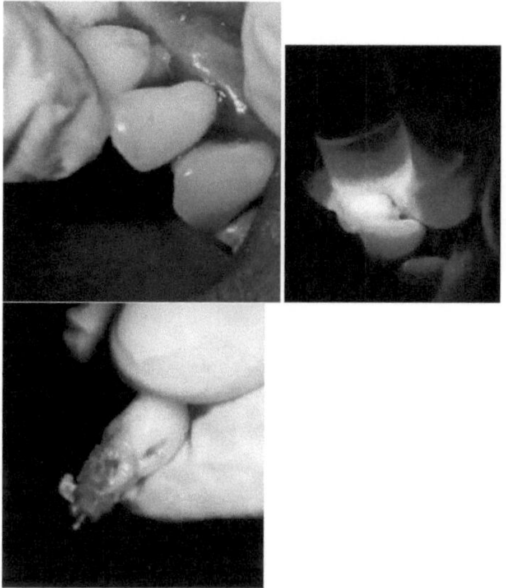

Figura 9 - 11 : Cura do compósito seguida de polimento após verificação do Encaixe

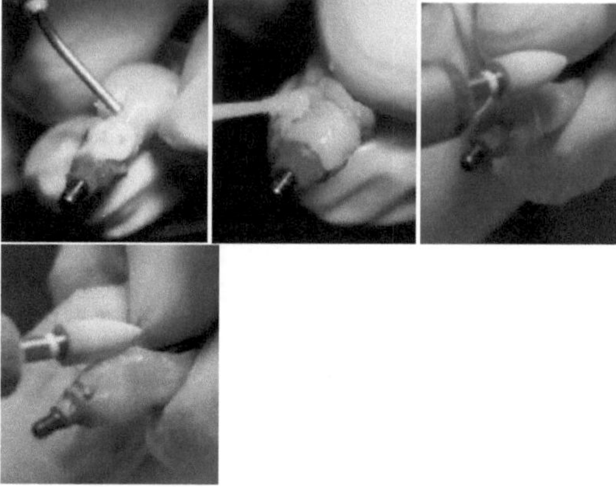

Figura 12 -15 : polimento antes do ajuste final da prótese temporária

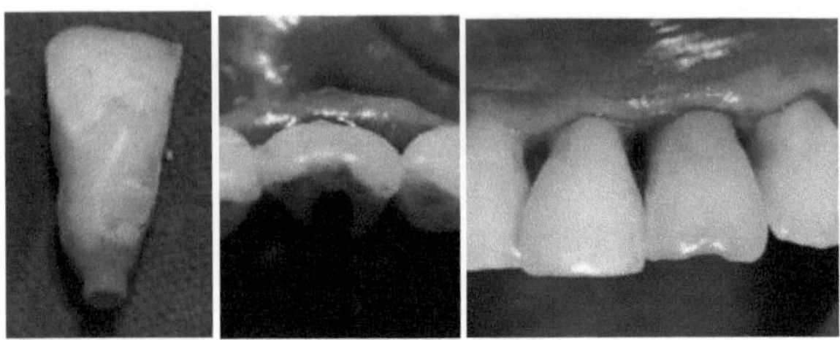

Figura 16 - 18 : Temporização imediata do implante com prótese temporizada de coroa natural

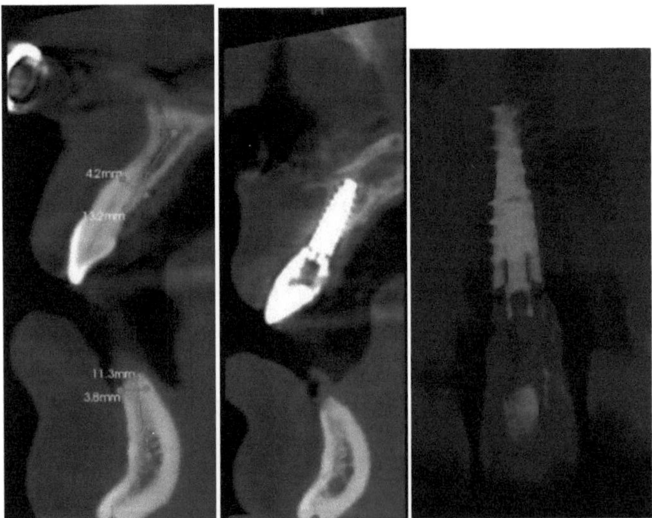

Fig 19: TCFC pré-operação. Fig 20: CBCT de Pós-Operatório Imediato. TCFC 3 meses pós oper.

Pós-Operação Imediata

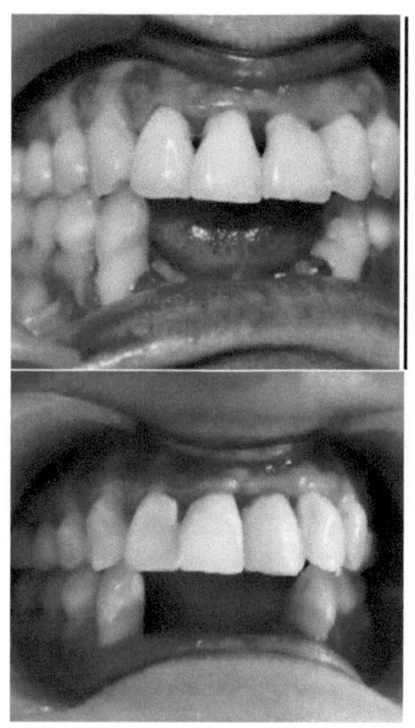

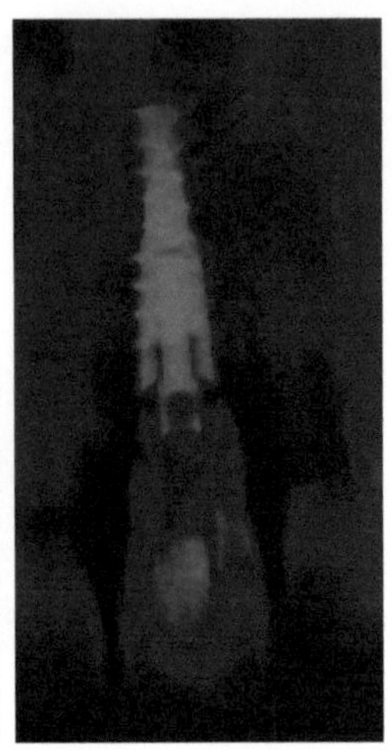

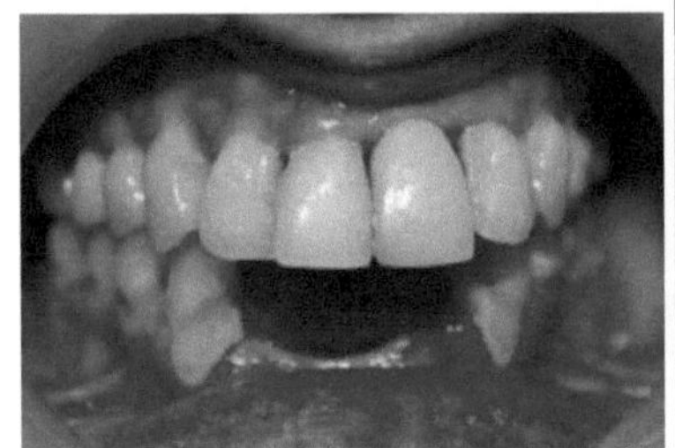

Foto do caso 2: Colocação de implantes com material ósseo aloplástico & GTR

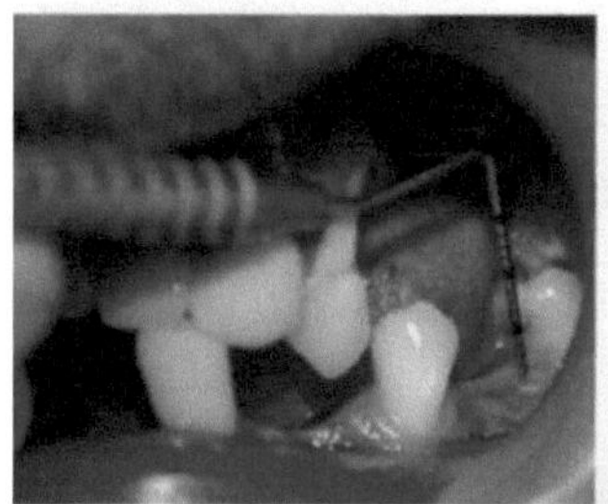
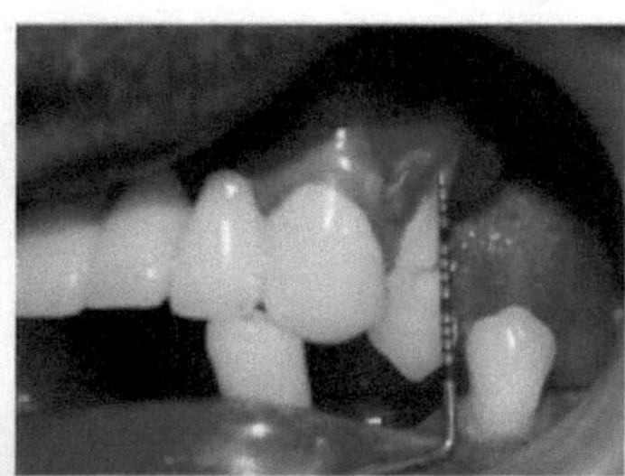
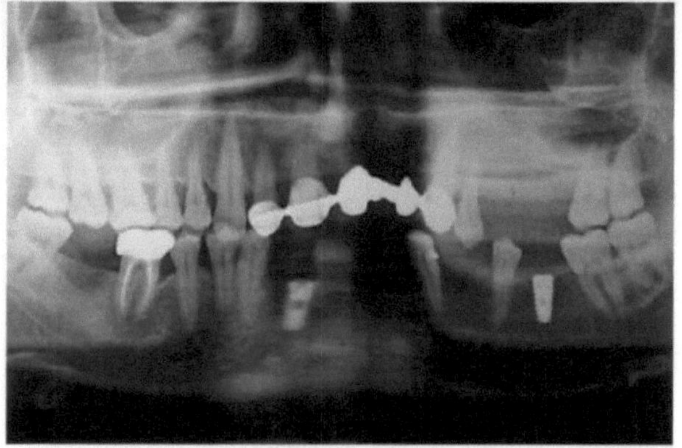
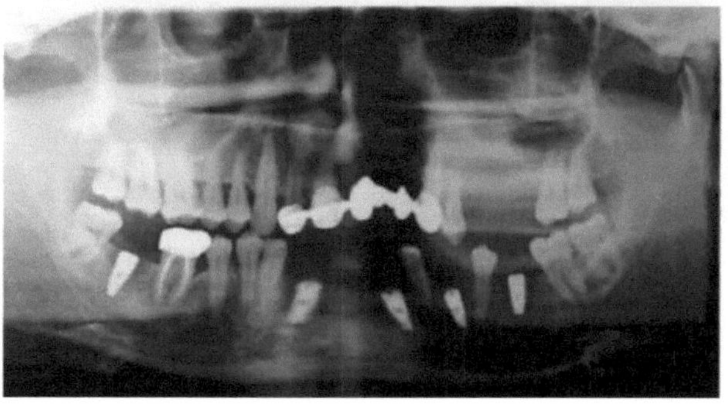

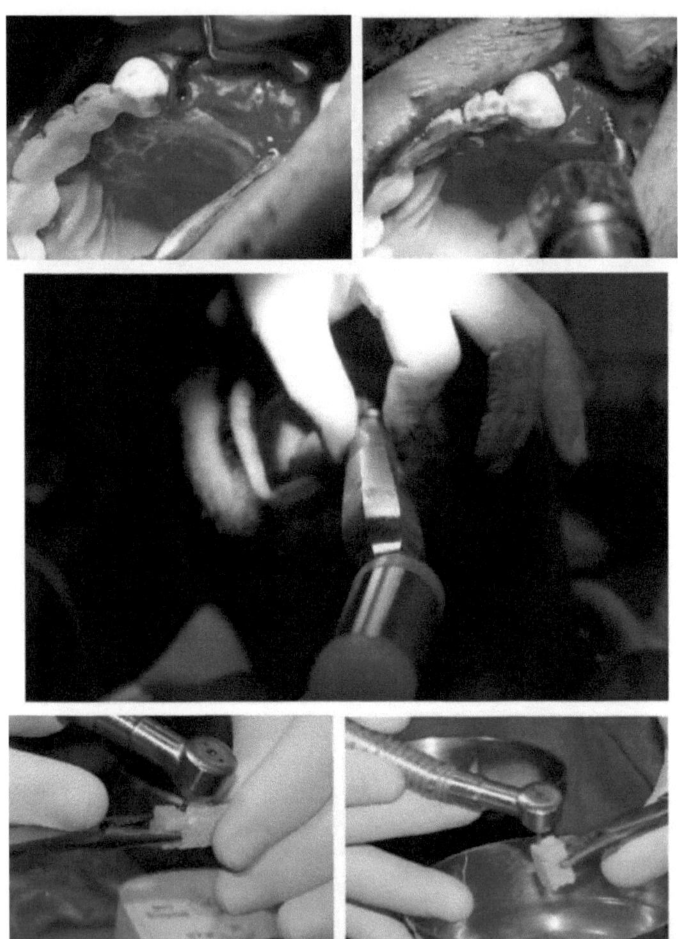

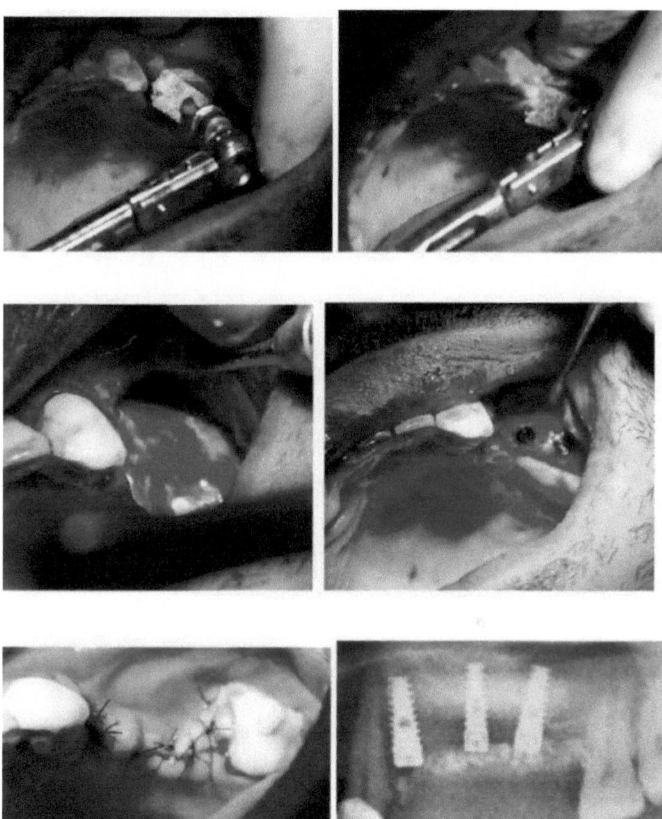

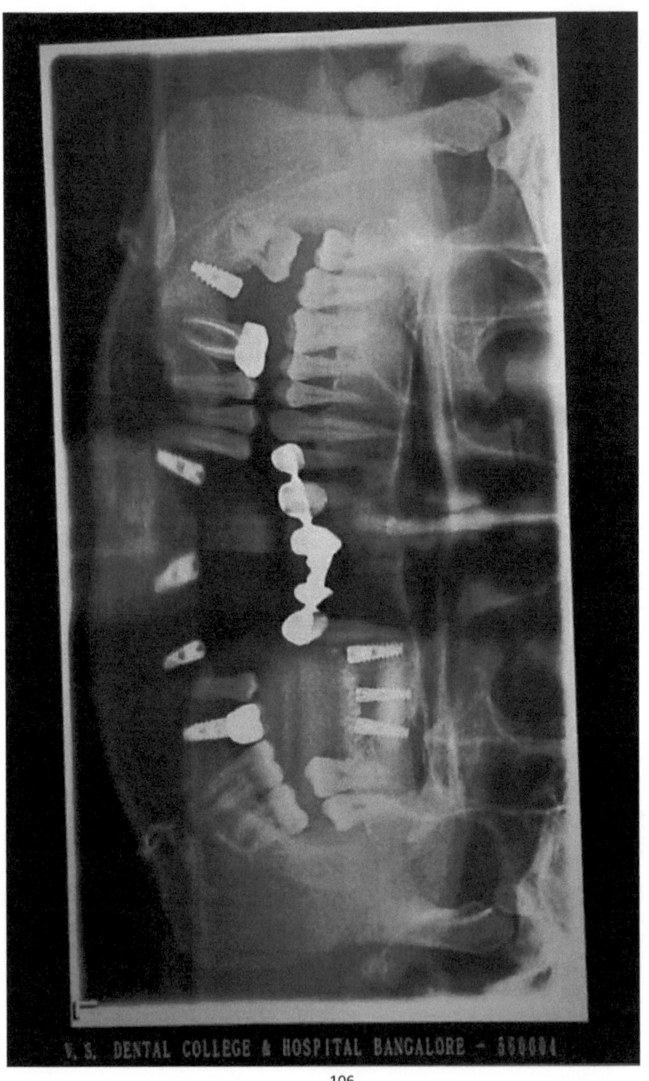
V.S. DENTAL COLLEGE & HOSPITAL BANGALORE

Conclusão

Os implantes imediatos tornaram-se uma opção viável para manter a arquitectura periodontal devido à sua compatibilidade anatómica com a tomada dentária e à possibilidade de eliminar a contaminação local.

O nível de previsibilidade e o elevado sucesso da actual terapia com implantes forneceu razões para reavaliar as orientações cirúrgicas e protéticas há muito adoptadas. Com a tendência de encurtar o tempo de tratamento e reduzir o desconforto/inconveniência do paciente, os implantes de carga imediata reemergiram como uma abordagem alternativa.

Esta abordagem de tratamento tem sido estudada e tem mostrado resultados promissores e previsíveis. No entanto, é importante notar que ainda é necessária uma selecção meticulosa de casos para integrar este tratamento na prática diária. Certos critérios e orientações têm de ser seguidos para evitar qualquer falha desnecessária.

A manutenção regular pode ser outro factor para assegurar o sucesso a longo prazo dos implantes imediatamente carregados. Além disso, os factores que podem influenciar o resultado desta abordagem (por exemplo, factores relacionados com a cirurgia, o hospedeiro, o implante e a oclusão) devem ser considerados e analisados antes do início do tratamento. São definitivamente necessários mais estudos para explorar outros possíveis factores de influência.

Os implantes imediatos também têm sido uma possibilidade em pacientes com infecções periapicais, cistos e diabéticos. Embora os implantes retardados tenham sido um porto seguro para a substituição de implantes nas últimas décadas, os implantes imediatos apanharam a onda.

Embora seja apenas o tempo até que os implantes imediatos se tornem uma das maiores possibilidades para a dentisteria de implantes, os estudos clínicos a longo prazo e o seu seguimento estão ainda por fazer para a sua sustentabilidade e viabilidade.

Bibliografia

1. Laura Gaviria, John Paul Salcido, Teja Guda, Joo L. Ong. Current trends in dental implants. J Korean Assoc Oral Maxillofac Surg 2014;40:50-6.
2. Dr. Gursharan kaur, Dr. Rubina Tabassum, Dr. Gaurang Mistry, Dr. Omkar Shetty. Colocação Imediata de Implantes: Uma revisão. IOSR Journal of Dental and Medical Sciences (IOSR-JDMS) Volume 16, Número 5 Ver. IV (Maio. 2017), PP 90-95.
3. Ozdemir E, Lin WS, Erkut S. Gestão de tecido mole interproximal com uma prótese de colagem de resina após colocação imediata do implante: Um relatório clínico. J Prosthet Dent 2012;107:7-10.
4. Viskiæ J, Milardoviæ S, Katanec D, Vojvodiæ D, Mehuliæ K. Implantação imediata em tomadas dentárias infectadas. Coll Antropol 2011;35:217-21.
5. Muhamad AH, Azzaldeen A, Aspasia SA, Nikos K. Implantes em local de extracção fresco: Uma revisão bibliográfica, relatório de colocação imediata do caso. J Dent Implant 2013;3:160-4.
6. Lazzara RJ. Colocação imediata de implantes em locais de extracção: Vantagens cirúrgicas e restaurativas. 1989;9(5):332-43.
7. Gelb DA. Cirurgia de implante imediata: Avaliação retrospectiva de três anos de 50 casos consecutivos. Dentadura Restaurativa Int J Periodontics. 1993;8:388–99.
8. Glossário de implantes orais e maxilofaciais. Quintessence PublishingCo., 2007
9. Yukna RA. Comparação clínica de implantes dentários de titânio revestidos com hidroxiapatite colocados em tomadas de extracção frescas e locais cicatrizados. J Periodontal 1991;62:468-72.
10. Schwartz-Arad D, Chaushu G. As formas e os meios de colocação imediata de implantes em locais de extracção frescos: Uma revisão bibliográfica. J Periodontol 1997;68: 915-23.
11. Rajan Rajput et al. A Brief Chronological Review of Dental Implant History. International Dental Journal of Students Research; Outubro 2016;4(3):105-107.

12. Celeste M. Abraham. Uma Breve Perspectiva Histórica sobre Implantes Dentários. The Open Dentistry Journal, 2014, Volume 8 (Suppl 1-M2) 50-55.
13. Anel Malvin E. Dentistry: uma história ilustrada. 2ª ed. Abradale Press 1985.
14. Asbell, Milton B. Dentistry, uma perspectiva histórica: sendo um relato histórico da história da odontologia da antiguidade, com ênfase nos Estados Unidos desde o período colonial até ao actual. Bryn Mawr, Pa: Dorrance & Co, 1988; 1-256.
15. Maggiolo: Manuel de l'art dentaire [Manual de arte dentária], Nancy, França, 1809, C. Le Seure.
16. Anel M E. Pausa por um momento na história dentária: Mil anos de implantes dentários: Uma história definitiva - Parte 1. Compendium 1995;16:1060-1069.
17. Greenfield EJ. Implantação de coroas artificiais e pilares de pontes. Int J Implante oral 1991; 7(2): 63-8.
18. Linkow LI, Dorfman JD. Implantologia em odontologia: Uma breve perspectiva histórica. N Y State Dent J 1991; 57(6): 31-5.
19. Burch RH. Dr. Pinkney Adams - um dentista antes do seu tempo. Ark Dent 1997; 68(3): 14-5.
20. Goldberg NI, Gershkoff A. A prótese inferior do implante. Dent Dig 1949; 55(11); 490-4.
21. Cherchieve R. Considerações fisiológicas e práticas sobre uma observação original de um implante endósseo, Informar Dent 1959; 24: 677-80.
22. Linkow LI. Implantes intra-ósseos utilizados como pilares de pontes fixas. J Cirurgia de Transplante de Implante Oral 1964; 10: 17-23.
23. Linkow LI. O papel radiográfico nas intervenções de implantes endósseos. Chron Omaha District Dent Soc 1966; 29; 304-11.
24. Sandhaus S. Técnica e instrumentação do sistema C.B.S. (Crystalline Bone Screw). Dental-Stomatological Informant 1968; 4: 1924.
25. Markle DH, Grenoble DE, Melrose RJ. Avaliação histológica de implantes de carbono vítreo endosteal em cães. Biomater Med Dev Artif Organs 1975; 3(1): 97-114.
26. Weiss CM, Judy KW. As inserções intramucosas resolvem os problemas dos pacientes com próteses maxilares. II. Quintessence Int Dent Dig 1974; 5(4): 9-15.
27. Pequena IA, Misiek D. Uma avaliação de dezasseis anos da tábua óssea mandibular agrafada. J Oral Maxillofac Surg 1986; 44: 60-6.
28. Bodine RL. Implantes dentários subperiosteais experimentais. U.S. Armed Forces Med J 1953;4:441-51.

29. Sullivan R M. Implantodontia e o conceito de osseointregration: Uma perspectiva histórica. J de CA Dental Assoc 2001;29(11):737-745.

30. Kawahara H. Desde a organização da academia até hoje, Journal of the Japanese Society for Dental Implants.1978;1(1):3-10.

31. Branemark PI, Hansson BO, Adell R, et al. Implantes osseointegrados no tratamento da mandíbula desdentada. Experiência de um período de 10 anos. Scand J Plast Reconstruir Surgir Suppl. 1977;16:1–132.

32. Geng JP, Ma QS, Xu W, Tan KB, Liu GR. Análise por elementos finitos de quatro configurações de formato de rosca num implante de parafuso escalonado. J Oral Rehabil 2004;31:233-9.

33. Mehrali M, Shirazi FS, Mehrali M, Metselaar HS, Kadri NA, Osman NA. Implantes dentários a partir de materiais classificados funcionalmente. J Biomed Mater Res A 2013;101:3046-57.

34. Triplett RG, Frohberg U, Sykaras N, Woody RD. Materiais de implantes, design, e topografias de superfície: a sua influência na osteointegração dos implantes dentários. J Implantes Med de Longo Prazo 2003;13:485-501.

35. Mandhane SS, Mais AP. Uma revisão: avaliação dos parâmetros de concepção do pilar de implante dentário. Inter J Emerging Scieng 2014;2:64-7.

36. Blaschke C, Volz U. Resposta suave e dura dos tecidos a implantes dentários de dióxido de zircónio. um estudo clínico no homem. Neuroendocrinol Lett. 2006;27 (suppl 1):69-72.

37. Pal S. Designsof Artificial Artificial Articulações Humanas e Órgãos. NewYork : Springer-Verlag; 2013. p. 120-3.

38. Pal TK. Fundamentos e história da implantologia dentária. J Int Clin Dent Res Organ 2015;7:6-12.

39. Actas da 1ª Conferência Internacional sobre Implante Oral para a Odontologia. Tokyo, Associação Japonesa de Implantes Dentários Clínicos,1990.p. 427-31.

40. Eriksson C, Lausmaa J, Nygren H. Interacções entre sangue total humano e superfícies modificadas de TiO2: Influência da topografia de superfície e espessura de óxido na adesão e activação de leucócitos. Biomateriais 2001; 22: 1987-96.

41. Wen X, Wang X, Zhang N. Microssuperfície de biomateriais metálicos: Uma revisão bibliográfica. J BioMed Mater Eng 1996; 6: 173-89.

42. Albrektsson T, Jacobsson M. Interface osseo-metal em osseointegração. J Prosthet Dent 1987; 57: 5-10.

43. Schroeder A, van der Zypen E, Stich H, Sutter F. As reacções do osso, tecido conjuntivo e epitélio aos implantes endosteais com superfícies pulverizadas com titânio. J Maxillofac Surg 1981; 9: 15-25.
44. Sabane AV. Características superficiais dos implantes dentários: Uma revisão. J Indiano Acad Dental Special 2011; 2 (2): 18-21.
45. Alla RK, Ginjupalli K, Upadhya N, Shammas M, Rama Krishna R, Ravichandra S. Rugosidade da superfície dos implantes: Uma revisão. Trends Biomat Artif Org 2011; 25(3): 112.
46. Boyan BD, Lossdorfer S, Wang L, et al. Osteoblastos geram um microambiente osteogénico quando cultivados em superfícies com microtopografias rugosas. Eur Cell Mater 2003; 6: 22-7.
47. Matsuo M, Nakamura T, Kishi Y, Takahashi K. Alterações microvasculares após a colocação de implantes de titânio: Observações por microscopia electrónica de varrimento de implantes maquinados e de titânio com spray de plasma em cães. J Periodontol 1999; 70: 1330-8.
48. Novaes AB Jr, Souza SL, de Oliveira PT & Souza AM. Análise histomorfométrica do contacto osso-implante obtido com 4 tratamentos diferentes da superfície do implante colocados lado a lado na mandíbula do cão. The Int J Oral Maxillofac Implants 2002; 17: 377-83.
49. Brånemark PI, Zarb GA, Albrektsson T. Tissue Integrated Prostheses. Chicago: Quintessência 1985; 201-8.
50. MacDonald D, Rapuano B, Deo N, Stranick M, Somasundaran P, Boskey A. Modificação térmica e química de materiais de implantes de titânio-alumínio-vanádio: Efeitos nas propriedades de superfície, adsorção de glicoproteína, e fixação de células MG63. Biomateriais 2004; 25: 3135-46.
51. Braceras I, De Maeztu MA, Alava JI, Gay-Escoda C. Aposição óssea in vivo de baixa densidade em diferentes materiais de superfície de implantes. Int J Oral Maxillofac Implantes 2009; 38; 274-8.
52. Cho SA, Park KT. O torque de remoção do parafuso de titânio inserido na tíbia do coelho tratado por gravura com ácido duplo. Biomateriais 2003; 24: 3611-7.
53. Wong M , Eulenberger J, Schenk R, Hunziker E. Efeito da topologia de superfície na osteointegração de materiais de implantes no osso trabecular. J Biomed Mater Res 1995; 29: 1567-75.

54. Park JY, Davies JE. Interacções dos glóbulos vermelhos e plaquetas com superfícies de implantes de titânio. Clin Oral Implant Res 2000; 12: 530-9.

55. Ducheyne P, Cuckler JM. Revestimentos protéticos cerâmicos bioactivos. Clin Orthop Relat R 1992; 39(276): 102-14.

56. Dacy JA, Spears R, Hallmon WW, et al. Efeitos dos derivados fosfatados de titânio e matriz de esmalte no comportamento dos osteoblastos in vitro. Int J Oral Maxillofac Implants 2007; 22(5): 701-9.

57. De Wilde EA, Jimbo R, Wennerberg A, et al. A resposta imunológica dos tecidos moles às superfícies de implantes transmucosos revestidos com hidroxiapatite: Um estudo em humanos. Clin Implant Dent Relat Res 2013.

58. Rosenberg ES, Torosian JP, Slots J. Diferenças microbianas em dois tipos clinicamente distintos de falhas de implantes osseointegrados. Clin Oral Implants Res 1991; 2: 135-44.

59. Verheyen CC, Dhert WJ, Petit PL, Rozing PM, de Groot K. Estudo in vitro sobre a integridade de um revestimento de hidroxilapatite quando desafiado com estafilococos. J Biomed Mater Res 1993; 27: 775-81.

60. Bornstein MM, Valderrama P, Jones AA, Wilson TG, Seibl R, Cochran DL. Aposição óssea em torno de duas superfícies diferentes de implantes de titânio com jacto de areia e com ácido: Um estudo histomorfométrico em mandíbulas caninas. Clin Oral Implan Res 2008; 19: 233-41.

61. Engquist B, Astrand P, Dahlgren S, Engquist E, Feldmann H, Grondahl K. Reacção óssea marginal aos implantes orais: Um estudo comparativo prospectivo dos implantes Astra Tech e Brånemark System. Clin Oral Implan Res 2002; 13: 30-7.

62. van Steenberghe D, De Mars G, Quirynen M, Jacobs R, Naert I. Um estudo comparativo prospectivo de dois sistemas de implantes de titânio puro em forma de parafuso auto-roscante. Clin Oral Implan Res 2000; 11: 202-9.

63. Gupta A, Dhanraj M, Sivagami G. Estado do tratamento de superfície em implantes endósseos: Uma síntese literária. Ind J Dent Res 2010; 21: 433-8.

64. Gurgel BC, Goncalves PF, Pimentel SP, et al. Uma superfície de implante oxidada pode melhorar o contacto osso-implante em osso intacto e defeitos ósseos tratados com regeneração óssea guiada: Um estudo experimental em cães. J Periodontol 2008; 79: 1225-31.

65. Allen CM, Robert LK, Tien-Mien G, Chu Meoghan Mac P, Daniel LA. Desenvolvimento de revestimentos de óxido de nióbio sobre implantes dentários de liga de titânio com jacto de areia. Mat Sci Applic 2012; 3(5): 301-5.

66. Ellingsen J. O pré-tratamento de implantes de titânio com flúor melhora a sua retenção no osso. J Mat Sci Mat Med 1995; 6: 749-53.

67. Ellingsen JE, Johansson CB, Wennerberg A, Holmen A. Melhor retenção e contacto osso-implante com implantes de titânio modificado com flúor. Int J Oral Maxillofac Imp 2004; 19: 659-66.

68. Gaggl A, Schultes G, Muller WD, Karcher H. Análise microscópica electrónica por varrimento de superfícies de implantes de titânio tratados a laser: Um estudo comparativo. Biomateriais 2000; 21: 1067-73.

69. Hallgren C, Reimers H, Chakarov D, Gold J, Wennerberg A. Um tudy in vivo de resposta óssea a implantes topograficamente modificados por micromaquinagem a laser. Biomateriais 2003; 24: 701-10.

70. Frenkel SR, Simon J, Alexander H, Dennis M, Ricci JL. Osseointegração em superfícies metálicas de implantes: Efeitos da microgeometria e do tratamento do factor de crescimento. J Biomed Mater Res 2002; 63: 70613.

71. Jansen JA,Wolke JGC, Swann S, van der Waerden JPCM, de Groot K. Aplicação de pulverização magnética para a produção de revestimentos cerâmicos em materiais de implantes. Clin Oral Implan Res 1993; 4: 2834.

72. Kwak HB, Kim JY, Kim KJ, et al. Risedronate inibe directamente a diferenciação osteoclasta e a perda óssea inflamatória. Biol Pharm Bull 2009; 32: 1193-8.

73. Yoshinari M, Oda Y, Inoue T, Matsuzaka K, Shimono M. Resposta óssea aos implantes de titânio revestidos com fosfato de cálcio e bisfosfonato-imobilizado. Biomateriais 2002; 23: 2879-85.

74. Josse S, Faucheux C, Soueidan A, et al. Novel biomateriais para a entrega de bisfosfonatos. Biomateriais 2005; 26: 2073-80.

75. Meraw SJ, Reeve CM. Análise qualitativa do osso periimplantar periférico e influência do alendronato de sódio na regeneração óssea precoce. J Periodontol 1999; 70: 1228-33.

76. Meraw SJ, Reeve CM, Wollan PC. Utilização de alendronato na regeneração de defeitos periimplantares. J Periodontol 1999; 70: 151-8.

77. Kajiwara H, Yamaza T, Yoshinari M, et al. O pamidronato bisfosfonado na superfície do titânio estimula a formação óssea em torno de implantes tibiais em ratos. Biomateriais 2005; 26: 581-7.

78. Yoshinari M, Oda Y, Ueki H, Yokose S. Imobilização de bisfosfonatos em titânio modificado de superfície. Biomateriais 2001; 22: 709-15.

79. Goldstein JL, Brown MS. Regulação do caminho de mevalonate. Natureza 1990; 343: 425-30.

80. Mundy G, Garrett R, Harris S, et al. Estimulação da formação óssea in vitro e em roedores por estatinas. Science 1999; 286: 1946-9.

81. Ayukawa Y, Yasukawa E, Moriyama Y, et al. A aplicação local de estatina promove a reparação óssea através da supressão de osteoclastos e o melhoramento dos osteoblastos em locais de cura de ossos em ratos. Oral Surg Oral Med Oral Pathol Oral Radiol Endod 2009; 107 (3): 336-42.

82. Edwards CJ, Hart DJ, Spector TD. estatinas orais e aumento da densidade bonemineral em mulheres na pós-menopausa. Lancet 2000; 355: 2218-9.

83. Montagnani A, Gonnelli S, Cepollaro C, et al. Efeito do tratamento com Simvastatin na densidade mineral óssea e rotação óssea em mulheres hipercolesterolemicas pós-menopausa: Um estudo longitudinal de 1 ano. Bone 2003; 32: 427-33.

84. Yang F, Zhao SF, Zhang F, He FM, Yang GL. Superfícies de implantes porosos carregados com sinvastatina estimulam a diferenciação dos préosteoblastos: Um estudo in vitro. Oral Surg Oral Med O Oral Surg Oral Med Oral Pathol Oral Radiol Endod 2010; 111(5): 551-6. [73] Alt V, Bitschnau A, Osterling J, et al. Os efeitos do revestimento combinado de Gentamycin-hydroxyapatite para próteses articulares não cimentadas na redução das taxas de infecção num modelo de profilaxia de infecção de coelho. Biomateriais 2006; 27: 4627-34.

85. Herr Y, Woo J, Kwon Y, Park J, Heo S, Chung J. Condicionamento da superfície do implante com Tetracycline-HCl: Um estudo SEM. Tapete Eng. chave 2008; 361: 849-52.

86. Persson LG, Ericsson I, Berglundh T, Lindhe J. Osseointegração após tratamento de peri-implantite e substituição de componentes de implantes: Um estudo experimental no cão. J Clin Periodontol 2001; 28: 258-63.

87. Ávila G, Misch K, Galindo-Moreno P, Wang HL. Tratamento de superfície de implantes utilizando agentes biomiméticos. Implante Dent 2009; 18: 17-26.

88. Becker J, Kirsch A, Schwarz F, et al. Aposição óssea a implantes de titânio biocapado com proteína-2 morfogenética óssea humana recombinante (rhBMP-2): Um estudo piloto em cães. Clin Oral Invest 2006; 10: 217-24.
89. Sigurdsson TJ, Nguyen S, Wikesjo UM. Aumento da crista alveolar com rhBMP-2 e contacto osso-implante em osso induzido. Int J Periodont Rest 2001; 21: 461-73.
90. Schouten C, Meijer GJ, van den Beucken JJ, Spauwen PH, Jansen JA. Efeitos da geometria do implante, propriedades de superfície, e TGF 1 na resposta óssea peri-implantar: Um estudo experimental em caprinos. Clin Oral Implan Res 2009; 20; 421-9.
91. Os investigadores aumentam a taxa de sucesso dos implantes dentários 2013. Disponível em: http://www.alphagalileo.org/ViewItem.aspx?ItemId=130683&CultureCode=pt
92. Bougas K, Jimbo R, Vandeweghe S, et al. Avaliação in vivo de um novo agente de revestimento com implantes: Lamininina-1. Clin Implant Dent Relat Res 2013; doi: 10.1111/cid.12037
93. Harold S. Baumgarten, Alan M. Meltzer, DMD, Lee R. Walker, Robert A. del Castillo, Ernesto A. Lee. Avanços na terapia com implantes: Colocação e Restauração Imediata de Implantes. Volume 2 Edição 5.
94. Chen ST, Wilson TG Jr, Hammerle CF. Colocação imediata ou precoce de implantes após a extracção dentária: revisão da base biológica, procedimentos clínicos, e resultados. Declaração de consenso. Int J Oral Maxillofac Implants 2004;1912-28.
95. Mayfield L, Implantes imediatamente atrasados e tardios submersos e transmucosos. In: Lang NP, Karring T, Lindhe J, eds. Anais do Terceiro Workshop Europeu de Periodontologia em Implantologia Dentária. Berlim: Quintessence,1999:520-534.
96. Wilson TG, Weber HP. Classificação E Terapia Para Áreas de Deficiência de Habitação Bony Antes da Colocação de Implantes Dentários. Mossas Restauradoras Int J Periodontics. 1993;13:451–9.
97. Pal US, Dhiman NK, Singh G, Singh RK, Mohammad S, Malkunje LR. Avaliação de Implantes Colocados Imediatamente ou Atrasados em Locais de Extracção. Nat J Maxillofac Surg. 2011;2(1):54-62.
98. Ortega-Martinez J, Perez-Pacual T, Mareque-Bueno S, Hernandez-Alfaro F, Ferres-Padro E. Implantes Imediatos Após Extracção de Dentes: Uma Revisão Sistemática. Med Oral Patol Oral Cir Bucal. 2012;17(2):251-61.

99. Garber DA, Funato A, Salama MA, Ishikawa T, Salama H. Posicionamento temporal e estadiamento sequencial em terapia com implantes estéticos: Uma Perspectiva Quadri-dimensional. Int J Periodontia e Dentadura Restaurativa. 2007;27:313-23.

100. Werbitt MJ, Goldberg PV; O implante imediato: Preservação óssea e regeneração óssea. Int J Periodontics Restorative Dent, 1992; 12: 207-217.

101. Lazzara RJ; Colocação imediata de implantes em locais de extracção. Vantagens cirúrgicas e restaurativas. Int J Periodontics Restorative Dent, 1989; 9: 333-343.

102. Parel SM, Triplett RG; Colocação imediata da fixação: Uma alternativa de planeamento de tratamento. Int J Oral Maxillofacial Implants, 1990; 5: 337-345.

103. Denissen HW, Kalk W, Erdhis HA, Van Waas MA; Considerações anatómicas para a implantação preventiva. Int J Oral Maxillofac Implants, 1993; 82: 191-196.

104. Ozdemir E, Lin WS, Erkut S. Gestão de tecido mole interproximal com uma- prótese de colagem de resina- após colocação imediata do implante: Um relatório clínico. J Prosthet Dent 2012;107:7-10.

105. Alves CC, Neves M. Implantes cónicos: Das indicações às vantagens. Int J Periodontics Restorative Dent 2009;29:161-7.

106. Balshi TJ, Wolfinger GJ. Dentes em um dia para o maxilar e mandíbula: Relato de caso. Clin Implant Dent Relat Res 2003;5:-116.

107. Di Felice R, D'Amario M, De Dominicis A, Garocchio S, D'Arcangelo C, Giannoni M. Colocação imediata de implantes Sraumann de nível ósseo: Uma série de casos. Int J Periodontics Restorative Dent 2011;31:57-65.

108. Liechtung M. Uma nova abordagem à provisionalização de implantes. Dent Today 2012;31:70,72,74, Hains FO. Colocação imediata de implantes em áreas posteriores: O arco mandibular. Compend Contin Educ Dent 2012;33:4946-,498,500.

109. Hoffmann O, Beaumont C, Zafiropoulos GG. Colocação imediata de implantes: Uma série de casos. J Oral Implantol 2006;32:182-9.

110. Romanos GE. Tratamento da destruição periodontal avançada com implantes imediatamente carregados e aumento ósseo simultâneo: Um relatório de caso. J Periodontol 2003;74:255-61.

111. Derreter AM. Colocação e restauração imediata de implantes em locais infectados. Int J Periodontics Restorative Dent 2012;32:e16973-.

112. Tadikonda DC et al... Colocação imediata de implantes - uma revisão. Sch. J. Dent. Sci., Vol-2, Iss-4 (Ago, 2015), pp-296-301

113. García J, Sanguino D. Um novo protocolo para implantes imediatos. A regra dos 5 triângulos: Um relatório de caso. Clin Oral Implants Res 2014;21:4-5.

114. K.V. Swathi. Colocação de Implantes Imediatos - Uma Revisão. J. Pharm. Sci. & Res. Vol. 8(11), 2016, 1315-1317.

115. Grover D, Kaur G. Implante imediato: Uma abordagem para uma melhor estética!!! Indian J Oral Sci 2016;7:115-20. DOI: 10.4103/0976-6944.194240.

116. Covani U, Cornelini R, Barone A. Aumento ósseo Bucal em torno de implantes imediatos com e sem elevação da aba: Uma abordagem modificada. Int J Oral Maxillofac Implants 2008;23:841-6.

117. Schwartz-Arad D, Chaushu G. As formas e os meios de colocação imediata de implantes em locais de extracção frescos: Uma revisão bibliográfica. J Periodontol 1997;68:915-23.

118. Esposito M, Grusovin MG, Polyzos IP, Felice P, Worthington HV. Calendário da colocação do implante após a extracção do dente: Implantes imediatos, com atraso imediato ou retardados? Uma revisão sistemática da Cochrane. Eur J Implantol Oral 2010;3:189-205.

119. Prasad DK, Mehra D, Prasad DA. Avanços recentes, conceitos actuais e tendências futuras em implantologia oral. Indian J Oral Sci 2014;5:55-62.

120. Fugazzotto PA. Opções de tratamento após remoção de dentes de raiz única: Uma revisão bibliográfica e proposta de hierarquia de selecção de tratamento. J Periodontol 2005;76:821-31.

121. William Becker & Moshe Goldstein.Immediate Implant Placement:Treatment planning and surgical steps for successful outcome.2008.Periodontology 2000,Vol 47:79-89.

122. Sahitya Sanivarapu et al. Immediate Implant Placement Following Tooth Extraction:A Clinical And Radiological Evaluation.2010.International Journal Of Oral Implantology And Clinical Research 1(2):67- 76.

123. Botticelli D et. al. A distância de saltos revisitada. Clin. Impl. oral. Res. 14, 2003 / 35-42

124. Jack T. Krauser et al. Immediate Implant Placement And The Socket Seal Classification. http://www.dentaleconomics.com/

125. Chih-Long Chen et al. (2013) Técnica de escudo de protecção de tomadas para preservação de cumeeira: Um relatório de caso. Journal of Prosthodontics and Implantology Vol 2, Número 2.

126. Barry K Bartee (2008) Extracção, Colocação Imediata de Implantes e Regeneração Óssea Guiada usando uma abordagem sem flapless https://www.osteogenics.com/media/uploads/.../123lj93p5qbs.pdf

127.Sanz M, Cecchinato D, Ferrus J, Pjetursson EB, Lang NP, Lindhe J. Um ensaio clínico prospectivo, controlado aleatoriamente para avaliar a preservação óssea utilizando implantes com geometria diferente colocados em tomadas de extracção na maxila. Clin Oral Implants Res 2010;21(1):13-21.

128.Schnitman PA, Wöhrle PS, Rubenstein JE, DaSilva JD, Wang NH. Resultados de dez anos para implantes Brånemark imediatamente carregados com próteses fixas na colocação de implantes. Int J Oral Maxillofac Implants 1997;12(4):495-503.

129.Mehta H, Shah S. Gestão da Lacuna Bucal e Reabsorção da Placa Bucal na Colocação Imediata de Implantes: Um Relatório de Caso Clínico. Journal of International Oral Health 2015; 7(Suppl 1):72-75.

130.Abrahamsson I, Berglundh T, Lindhe J. A barreira da mucosa após a desconexão/religação do abutment. Um estudo experimental em cães. J Clin Periodontol 1997;24(8):568-72.

131.Abrahamsson I, Zitzmann NU, Berglundh T, Linder E, Wennerberg A, Lindhe J. A fixação da mucosa aos implantes de titânio com características de superfície diferentes: Um estudo experimental em cães. J Clin Periodontol 2002;29(5):448-55.

132.Job S, Bhat V, Naidu EM. Avaliação in vivo das alturas ósseas de cristais após colocação de implantes com técnicas 'sem retalho' e 'com retalho' em locais de implantes de carga imediata. Indian J Dent Res 2008;19(4):320-5.

133.Maló P, Nobre Md. Técnicas cirúrgicas de retalho versus técnicas cirúrgicas sem retalho em função imediata do implante em osso predominantemente mole para reabilitação do edentulismo parcial: Um estudo de coorte prospectivo com seguimento de 1 ano. Eur J Implantol Oral 2008;1(4):293-304.

134.Caneva M, Botticelli D, Salata LA, Souza SL, Bressan E, Lang NP. Abordagem cirúrgica "Flap vs. Flapless" em implantes imediatos: Um estudo histomorfométrico em cães. Clin Oral Implants Res 2010;21(12):1314-9.

135.Stephen J Chu et al.(2012) The Dual-Zone Therapeutic Concept of Managing Immediate Implant Placement and Provisional Restoration in Anterior Extraction Sockets. https://www.dentalaegis.com/

136.Araújo, M.G.; Sukekava, F.; Wennström, J.L.; Lindhe, J. Ridge alterações após colocação de implantes em tomadas de extracção frescas: Um estudo experimental no cão. J. Clin. Periodontol. 2005, 32, 645–652. [CrossRef] [PubMed].

137.Vignoletti, F.; Discepoli, N.; Müller, A.; Sanctis, M.; Muñoz, F.; Sanz, M. Modelação de ossos em tomadas de extracção frescas: Colocação imediata de implantes vs. cura espontânea. Um estudo experimental no cão beagle. J. Clin. Periodontol. 2012, 39, 91–97. [CrossRef] [PubMed] [PubMed

138.Botticelli, D.; Berglundh, T.; Lindhe, J. Alterações de tecidos duros após colocação imediata do implante em locais de extracção. J. Clin. Periodontol. 2004, 31, 820–828. [CrossRef] [PubMed].

139.Chen, S.T.; Darby, I.B.; Reynolds, E.C. Um estudo clínico prospectivo de implantes imediatos não submergidos: Resultados clínicos e resultados estéticos. Clin. Oral Implants Res. 2007, 18, 552-562. [CrossRef] [PubMed]

140.Kolerman, R.; Nissan, J.; Rahmanov, A.; Zenziper, E.; Slutzkey, S.; Tal, H. Avaliação Radiológica e Biológica de Implantes Maxilares Anteriores Imediatamente Restaurados Combinados com GBR e Enxerto de Tecido Conectivo Livre. Clin. Dent. de Implante. Relat. Res. 2016. [CrossRef] [PubMed] [PubMed

141.Kan, J.Y.; Rungcharassaeng, K.; Lozada, J. Colocação e provisionalização imediata de implantes unitários anteriores maxilares: Estudo prospectivo de 1 ano. Int. J. Oral Maxillofac. Implantes 2002, 18, 31-39.

142.Romão, M.; Marques, M.; Cortes, A.; Horliana, A.; Moreira, M.; Lascala, C. Microtomografia computorizada e análise histomorfométrica da reparação óssea alveolar humana induzida por fototerapia a laser: Um estudo piloto. Int. J. Maxillofac oral. Surg. 2015, 44, 1521-1528. [CrossRef] [PubMed].

143.Lang, N.P.; Pun, L.; Lau, K.Y.; Li, K.Y.; Wong, M. Uma revisão sistemática das taxas de sobrevivência e sucesso dos implantes colocados imediatamente em novas tomadas de extracção após pelo menos 1 ano. Clin. Oral Implants Res. 2012, 23, 39-66.

144.Javaid M, Khurshid Z, Zafar M, Najeeb S. Implantes Imediatos: Directrizes clínicas para resultados estéticos. Amolgadela. J. 2016, 4, 21 ; doi:10.3390/dj4020021.

145.Bianchi, A.E.; Sanfilippo, F. Substituição de um dente por implante imediato e enxerto de tecido conjuntivo: Uma avaliação clínica de 1-9 anos. Clin. Oral Implants Res. 2004, 15, 269-277.

146.Canullo, L.; Iurlaro, G.; Iannello, G. Estudo de ensaio aleatório controlado duplo-cego sobre implantes imediatamente restaurados pós-extracção, utilizando o conceito de plataforma de comutação: Resposta dos tecidos moles. Relatório preliminar. Clin. Oral Implants Res. 2009, 20, 414-420.

147.Lee, C.; Tao, C.; Stoupel, J. The Effect of Subepithelial Connective Tissue Graft Placement on Esthetic Outcomes Following Immediate Implant Placement: Revisão Sistemática. J. Periodontol. 2016, 87, 156–167. [CrossRef] [PubMed].

148. Saito, H.; Chu, S.J.; Reynolds, M.A.; Tarnow, D.P. Restaurações provisórias usadas na colocação imediata de implantes Fornecer uma plataforma para promover a cura do tecido mole peri-implantar: Um Estudo Piloto. Int. J. Periodontics Restor. Amolgadela. 2016, 36, 47–52.

149. Bruno, V.; O'Sullivan, D.; Badino, M.; Catapano, S. Preservação de tecido mole após colocação de implantes em tomadas de extracção frescas na zona estética maxilar e um molde protético para fabricação de coroa provisória: Um estudo prospectivo. J. Prosthet. Amolgadela. 2014, 111, 195–202. [CrossRef] [PubMed].

150. Bruno, V.; Badino, M.; Sacco, R.; Catapano, S. O uso de um molde protético para manter a papila na zona estética para colocação imediata do implante através de um procedimento radiográfico. J. Prosthet. Amolgadela. 2012, 108, 394–397.

151. Coatoam GW, Mariotti A, 2000. Colocação imediata de implantes dentários de forma anatómica. Journal of Oral Implantology, 26: 170-176.

152. Douglass GL, Merin RL, 2002. O implante dentário imediato. Journal of California Dental Association, 30: 362-365.

153. MD McNutt e CH Chou. Tendências actuais nos critérios de selecção imediata de casos de implantes dentários ósseos. Journal of Dental Education Agosto de 2003, 67 (8) 850-859.

154. Wagenberg BD, Ginsburg TR. Colocação imediata de implantes na remoção do dente natural: análise retrospectiva de 1.081 implantes. Compendium of Continuing Educ Dent 2001;22:399-404.

155. Saadoun AP, Landsberg CJ. Classificações de tratamento e sequenciação para terapia com implantes pós-extracção: uma revisão. Periodontia Prática e Dentadura Estética 1997;9:933-41.

156. Gelb DA. Cirurgia de implante imediata: visão clínica de dez anos. Compêndio de Cont Educ Dent 1999;20:1185- 92.

157. Branemark PI. Osseointegração e o seu fundo experimental. J Prosthet Dent 1983;50:399-410.

158. Osseointegração. Dicionário médico ilustrado de Dorland, 29ª ed. Philadelphia: W.B. Saunders, 2000:1285.

159. Fugazzotto PA. Técnica simplificada para inserção imediata de implantes em tomadas de extracção: relatório da técnica e resultados preliminares. Implante Dent 2002;11:79-82.

160. Wagenberg BD, Ginsburg TR. Colocação imediata de implantes na remoção do dente natural: análise retrospectiva de 1.081 implantes. Compendium of Continuing Educ Dent 2001;22:399-404.

161.Cooper LF, Rahman A, Moriarty J, et al. Reabilitação mandibular imediata com implantes endósseos: extracção simultânea, colocação de implantes, e carregamento. Int J Oral Maxillofac Implants 2002;17:517-25.

162.Hahn J. Fase única, carregamento imediato, e cirurgia sem flapless. J Implantologia Oral 2000;26:193-8.

163.Cavicchia F, Bravi F. Os relatórios de casos oferecem um desafio às estratégias de tratamento para implantes imediatos. Int J Periodontics & Restorative Dent 1999;19:66-81.

164.Saadoun AP, Landsberg CJ. Classificações de tratamento e sequenciação para terapia com implantes pós-extracção: uma revisão. Periodontia Prática e Dentadura Estética 1997;9:933-41.

165.Lekholm U, Zarb GA. Selecção e preparação dos pacientes. In: Branemark PI, Zarb GA, Albrektsson T, eds. Próteses teciduais integradas: osseointegração em odontologia clínica. Chicago: Quintessence, 1985:199-209.

166.Cornelini R, Scarano A, Covani U, Petrone G, Piattelli A. Implante de pós-extracção de uma fase imediata: um relatório de caso clínico e histológico humano. Int J Oral Maxillofac Implants 2000;15:432-7.

167.Rosenquist B, Ahmed M. A substituição imediata dos dentes por implantes dentários utilizando membranas ósseas homólogas para selar as tomadas: resultados clínicos e radiográficos. Clin Oral Implants Research 2000;11:572-82.

168.Garber DA, Belser UC. Colocação de implantes com restauração com desenvolvimento de local gerado por restauração. Compend Cont Educ Dent 1995;16(8):796-804.

169.Derreter A. Regeneração óssea assistida por membrana não reabsorvível: estabilização e prevenção do micromovimento. Dent Impl Update 1995;6:45-8.

170.Schwartz-Arad D, Grossman Y, Chaushu G. A eficácia clínica dos implantes colocados imediatamente em locais frescos de extracção de dentes molares. J Periodontol 2000;71:839- 44.

171.Jaffin RA, Berman CL. A perda excessiva de aparelhos de Branemark no osso tipo IV: uma análise de 5 anos. J Periodontol 1991;62:2-4.

172.Fugazzotto PA, Wheeler SL, Lindsay JA. Taxas de sucesso e falha de implantes de cilindro em osso Tipo IV. J Periodontol 1993;64:1085-7.

173. Kumar, G Ajay. Critérios para a colocação imediata de implantes orais - uma mini revisão . **Biologia e Medicina; Aligarh** Vol. 4, Iss. 4, (Out. 2012): 188-192.

174. Heydenrijk K, Raghoebar GM, Meijer HJ, Van Der Reijden WA, Van Winkelhoff AJ, Stegenga B. Implantes em duas partes inseridos numa única fase ou num procedimento em duas fases: um estudo comparativo prospectivo. J Clin Periodontol 2002;29(10):901-9.

175. Kan JY, Rungcharassaeng K, Kim J, Lozada JL, Goodacre CJ. Factores que afectam a sobrevivência dos implantes nos seios maxilares enxertados: um relatório clínico. J Prosthet Dent 2002;87(5):485-9.

176. Grunder U, Polizzi G, Goene R, Hatano N, Henry P, Jackson WJ, et al. Um relatório de acompanhamento multicêntrico prospectivo de 3 anos sobre a colocação imediata e retardada de implantes. Int J Oral Maxillofac Implants 1999;14:210-6.

177. Coatoam GW, Mariotti A. Colocação imediata de implantes dentários de forma anatómica. J Implantologia Oral 2000;26:170-6.

178. Bhekare A, Elghannam M, Somji SH, Florio S, Suzuki T. Critérios de Selecção de Caso para Colocação Imediata e Provisão Imediata de Implantes Previsíveis. J Oral Biol. 2018; 5(1): 6.

179. Gelb DA (1993) Immediate implant surgery: três anos de avaliação retrospectiva de 50 casos consecutivos. Int J Oral Maxillofac Implantes 8: 388-399.

180. Elian N, Cho SC, Froum S, Smith RB, Tarnow DP (2007) Uma classificação simplificada da tomada e técnica de reparação. Pract Procedure Aesthet Dent 19: 99-104.

181. Juodzbalys G, Sakavicius D, Wang HL (2008) Classificação das tomadas de extracção baseada em componentes de tecido mole e duro. J Periodontol 79: 413- 424.

182. Wohrle PS (1998) Single-tooth replacement in the aesthetic zone with immediate provisionalization: catorze relatórios de casos consecutivos. Pract Periodontics Aesthet Dent 10: 1107-1114.

183. Kan JY, Rungcharassaeng K, Lozada J (2003) Immediate placement and provisionalization of maxillary anterior single implants: Estudo prospectivo de 1 ano. Int J Implantes maxilares orais 18: 31-39.

184. Kan JY, Roe P, Rungcharassaeng K, Patel RD, Waki T, et al. (2011) Classificação da posição sagital da raiz em relação à caixa óssea maxilar anterior para colocação imediata do implante: um estudo de tomografia computorizada de feixe cônico. Implantes Int J Oral Maxillofac 26: 873-876.

185. Su H, González-Martín O, Weisgold A, Lee E (2010) Considerações sobre o pilar do implante e o contorno da coroa: contorno crítico e contorno subcrítico. Int J Periodontics Restorative Dent 30: 335-343.

186.Chu SJ, Salama MA, Salama H, Garber DA, Saito H, et al. (2012) O conceito terapêutico dualzone de gestão da colocação imediata de implantes e restauração provisória em tomadas de extracção anteriores. Compend Contin Educ Dent 33: 524-532,534.

187.NU Zitzmann, MD Margolin, A Filippi, R Weiger, G Krastl. Avaliação e diagnóstico dos pacientes no tratamento com implantes. Australian Dental Journal 2008; 53:(1 Suppl): S3-S10.

188.W. Becker. Colocação imediata de implantes: planeamento do tratamento e passos cirúrgicos para resultados bem sucedidos. British Dental Journal 2006; 201: 139-152. DOI: 10.1038/sj.bdj.4813820.

189.Becker W, Becker B E, Hujoel P. Análise retrospectiva de séries de casos dos factores que determinam a colocação imediata do implante. Compend Contin Educ Dent 2000; 21: 805-808, 810-811, 814 passim, quiz 820.

190.Lovdahl P. Endodontic Retratamento Endodôntico. Dent Clin North Am 1992; 36: 473-490.

191.Ochsenbein C, Ochsenbein R S. A reevaluation of osseous surgery. pp 87-102. 1969.

192.Becker W et al. Perfis anatómicos ósseos alveolares, medidos a partir de crânios secos. Ramificações clínicas. J Clin Periodontol 1997; 24: 727-731.

193.Kois J C. Estética peri-implantar previsível de um único dente: cinco chaves de diagnóstico. Compend Contin Educ Dent 2004; 25: 895- 905, quiz 905.

194.Kan J Y K et al. Dimensões da mucosa peri-implantar: uma avaliação dos implantes unitários anteriores maxilares em humanos. J Periodontol 2003.

195.Tarnow D et al. Distância vertical entre a crista do osso e a altura da papila interproximal entre implantes adjacentes. J Periodontol 2003; 74: 1785-1788.

196.Tarnow D P, Magner A W, Fletcher P. O efeito da distância do ponto de contacto até à crista do osso na presença ou ausência da papila interproximal dentária. J Periodont 1992; 63: 995-996.

197.Stahl S S, Froum S, Tarnow D. Respostas histológicas humanas às técnicas de regeneração guiada de tecidos em lesões intra-ósseas. Relatos de casos em nove locais. J Clin Periodont 1990; 17: 191- 198.

198.Langer B. A gestão estética dos implantes dentários. Dent Econ 1995; 85: 86-87.

199.Langer B. A regeneração de tecido mole e osso em torno de implantes com e sem membranas. Compend Contin Educ Dent 1996; 17: 268-270, 272 passim, quiz 280

200. Worthington P. Lesão no nervo alveolar inferior durante a colocação do implante: uma fórmula para protecção do paciente e do médico. Int J Oral Maxillofac Implantes 2004; 19: 731- 734.
201. Becker W, Becker B E. Flap designs para minimizar a recessão adjacente aos locais de implantes anteriores maxilares: um estudo clínico. Int J Oral Maxillofac Implants 1996; 11: 46- 54.
202. Villa R, Rangert B. Carregamento precoce de implantes inerforaminais imediatamente instalados após extracção de dentes que apresentem lesões endodônticas e periodontais. Clin Imp Dent and Related Res 2005; 7: S28-S35.
203. Becker et al. Enxerto ósseo autógeno de defeitos ósseos adjacentes a implantes colocados em tomadas de extracção imediata em pacientes: Um estudo prospectivo. Int J Oral Maxillofac Implants 1994; 9: 389-396.
204. Carlsson L et al. A fixação de implantes melhorou por ajuste próximo. Interface implante-espinha cilíndrica estudada em coelhos. Acta Orthop Scand 1988; 59: 272-275.
205. Akimoto K et al. Formação de osso em torno de implantes de titânio colocados em defeitos de parede zero: projecto-piloto utilizando membrana reforçada de e-PTFE e enxertos ósseos autógenos. Clin Implant Dent Relat Res 1999; 1: 98-104.
206. Scipioni A et al. Cicatrização em implantes com e sem contacto ósseo primário. Um estudo experimental em cães. Clin Oral Implants Res 1997; 8: 39-47.
207. Botticelli D et al. A distância de saltos revisitada: Um estudo experimental no cão. Clin Oral Implants Res 2003; 14: 35-42.
208. Botticelli D et al. Formação óssea aposicional em defeitos marginais nos implantes. Clin Oral Implants Res 2003; 14: 1-9.
209. Botticelli D, Berglundh T, Lindhe J. Alterações de tecidos duros após colocação imediata do implante em locais de extracção. J Clin Periodontal 2004; 31: 820-828.
210. Botticelli D T, Berglundh, Lindhe J. A influência de um biomaterial no fechamento de um defeito marginal do tecido duro adjacente aos implantes. Um estudo experimental no cão. Clin Oral Implants Res 2004; 15: 285-292.
211. Botticelli D T, Berglundh, Lindhe J. Resolução de defeitos ósseos de dimensão e configuração variáveis na porção marginal do osso peri-implantar. Um estudo experimental no cão. J Clin Periodontol 2004; 31: 309-317.
212. Chen S T et al. Um estudo clínico prospectivo de técnicas de aumento ósseo em implantes imediatos. Clin Oral Implants Res 2005; 16: 176-184.

213.van Steenberghe D et al. A utilização clínica de material ósseo bovino desproteinizado na regeneração óssea, em conjunto com a instalação imediata de implantes. Clin Oral Implants Res 2000; 11: 210-216.

214.Zitzmann N U, Naef R, Scharer P. Membranas reabsorvíveis versus não reabsorvíveis em combinação com Bio-Oss para regeneração óssea guiada [a errata publicada aparece em Int J Oral Maxillofac Implants 1998; 13: 576]. Int J Oral Maxillofac Implants 1997; 12: 844-852.

215.Jofre, J., Valenzuela, D., Quintana, P., & Asenjo-Lobos, C. (2012). *Protocolo para Substituição Imediata de Dentes Infectados por Implantes. Implantodontia, 21(4), 287-294.*doi:10.1097/id.0b013e31825cbcf8

216.Tolman DE, Keller EE. Colocação de implantes endósseos imediatamente após a extracção dentária e alveoloplastia: relatório preliminar com seguimento de 6 anos. Implantes Int J Oral Maxillofac. 1991;6:24–28.

217.Barzilay I. Implantes imediatos: o seu estado actual. Int J Prostodonte. 1993;6: 169–175.

218.Lundgren D, Nyman S. Bone regeneração óssea em 2 fases para retenção de implantes dentários. Um relatório de caso. Clin Oral Implants Res. 1991;2:203-207.

219.Werbitt MJ, Goldberg PV. O implante imediato: preservação e regeneração óssea. Mossas Restauradoras Int J Periodontics. 1992;12:206–217.

220.Becker W, Becker BE. Regeneração guiada de tecidos para implantes colocados em tomadas de extracção e para deiscências de implantes: técnicas cirúrgicas e relatório de caso. Mossas Restauradoras Int J Periodontics. 1990;10:376–391

221.Chang SW, Shin SY, Hong JR, et al. Colocação imediata de implantes em tomadas de extracção infectadas e não infectadas: um estudo piloto. Oral Surg Oral Med Oral Pathol Oral Radiol Endod Oral. 2009;107: 197–203.

222.Novaes AB Jr, Marcaccini AM, Souza SL, et al. Colocação imediata de implantes em locais periodontalmente infectados em cães: um estudo histomorfométrico do contacto osso-implante. Implantes Int J Oral Maxillofac. 2003;18:391–398.

223.Novaes AB Jr, Vidigal Junior GM, Novaes AB, et al. Implantes imediatos colocados em locais infectados: um estudo histomorfométrico em cães. Implantes Int J Oral Maxillofac. 1998;13:422–427.

224.Papalexiou V, Novaes AB Jr, Grisi MF, et al. Influence de microestrutura de implantes sobre a dinâmica da cicatrização óssea em torno de implantes imediatos colocados em sítios periodontalmente infectados. Um estudo microscópico de varrimento a laser confocal. Clin Oral Implants Res. 2004;15: 44-53.

225.Tehemar S, Hanes P, Sharawy M. Melhoria da osteointegração de implantes colocados em tomadas de extracção de dentes saudáveis e periodontalmente doentes, utilizando material de enxerto, uma membrana ePTFE, ou uma combinação. Clin Implant Dent Relat Res. 2003;5:193-211.

226.Villa R, Rangert B. Função imediata e precoce dos implantes colocados em tomadas de extracção de dentes infectados com maxilares: um estudo piloto. J Prosthet Dent. 2007;97: S96-S108.

227.Casap N, Zeltser C, Wexler A, et al. Colocação imediata de implantes dentários em tomadas dentoalveolares infectadas debridadas. J Oral Maxillofac Surg. 2007;65:384-392.

228.Malo P, de Araujo Nobre M, Rangert B. Implantes colocados em função imediata em sítios periodontalmente comprometidos: um estudo retrospectivo five-ano e prospectivo de um ano. J Prosthet Dent. 2007;97:S86-S95.

229.Naves Mde M, Horbylon BZ, Gomes Cde F, et al. Implantes imediatos colocados em tomadas infectadas: um relatório de caso com seguimento de 3 anos. Braz Dent J. 2009; 20:254-258.

230.Siegenthaler DW, Jung RE, Holderegger C, et al. Substituição de dentes com patologia periapical por implantes imediatos: um ensaio clínico prospectivo e controlado. Clin Oral Implants Res. 2007;18: 727-737.

231.Lindeboom JA, Tjiook Y, Kroon FH. Colocação imediata de implantes em locais infectados periapicais: um estudo prospectivo aleatório em 50 pacientes. Oral Surg Oral Med Oral Pathol Oral Radiol Endod . 2006;101:705-710.

232.Schulte W, Kleineikenscheidt H, Lindner K, Schareyka R. [O implante imediato de Tubingen em estudos clínicos]. Dentista alemão Z. 1978;33(5):348-59

233.Werbitt MJ, Goldberg PV. O implante imediato: preservação e regeneração óssea. Mossas Restauradoras Int J Periodontics. 1991 Dez;12(3):206-17.

234.Watzek G, Haider R, Mensdorff-Pouilly N, Haas R. Implantação imediata e retardada para restauração completa da mandíbula após extracção de todos os dentes residuais: Um estudo retrospectivo comparando diferentes tipos de implante imediato em série. Int J Oral Maxillofac Implants 1995;105: 561-567.

235.Augthun M, Yildirim M, Spiekermann H, Biesterfeld S. Cura de defeitos ósseos em combinação com implantes imediatos usando a técnica de membrana. Int J Oral Maxillofac Implants 1995;10:421-428

236.Rosenquist, B., & Grenthe, B. (1996). *Colocação imediata de implantes em tomadas de extracção: sobrevivência do implante. Implantes dentários, 5(4), 297.* doi:10.1097/00008505-199600540-00032

237.Ueli Grunder, Giovanni Polizzi, Ronnie GoenéA. 3-Year Prospective Multicenter Follow-up Report on the Immediate and Delayed-Immediate Placement of Implants. INT J ORAL MAXILLOFAC IMPLANTS 1999;14:210-216.

238.Polizzi, G., Grunder, U., Goené, R., Hatano, N., Henry, P., Jackson, W. J., ... Lithner, B. (2000). *Colocação imediata e retardada de implantes em tomadas de extracção: Um Relatório de 5 Anos. Clinical Implant Dentistry and Related Research, 2(2), 93-99.*doi:10.1111/j.1708-8208.2000.tb00111.x

239.Paolantonio, M., Dolci, M., Scarano, A., D'Archivio, D., Placido, G. D., Tumini, V., & Piattelli, A. (2001). *Implantação imediata em Tomadas de Extracção de Frescos. Um Estudo Clínico e Histológico Controlado no Homem. Journal of Periodontology, 72(11), 1560-1571.*doi:10.1902/jop.2001.72.11.1560

240.Schropp L, Kostopoulos L, Wenzel A. Cura óssea após colocação imediata versus retardada de implantes de titânio em tomadas de extracção: um estudo clínico prospectivo. Implantes Int J Oral Maxillofac. 2003 Abr;18(2):189-99

241.Chen ST, Wilson TG Jr, Hämmerle CHF. Colocação imediata ou precoce de implantes após a extracção dentária: revisão da base biológica, procedimentos clínicos, e resultados. Implantes Int J Oral Maxillofac. 2004;19 Suppl:12-25.

242.Botticelli D, Berglundh T, Lindhe J. Alterações de tecidos duros após colocação imediata do implante em locais de extracção. J Clin Periodontol. 2004;31(10):820-828

243.Evian C, Emling R, Rosenbery S. Edwin. Análise retrospectiva da sobrevivência dos implantes e a influência da doença periodontal e da colocação imediata dos implantes nos resultados a longo prazo. Int J Oral Maxillofac Implants 2004;19: 393 -398.

244.Schropp L, Isidor F, Kostopoulos L, Wenzel A. Experiência do paciente e satisfação com a colocação de implantes com um dente único e retardada. Clin Oral Implants Res. 2004;15:498-503. https://doi.org/10.1111/j.1600-0501.2004.01033.x

245.Cornelini R, Cangini F, Covani U, Wilson TG, Jr. Restauração imediata dos implantes colocados em tomadas de extracção frescas para substituição de um dente: um estudo clínico prospectivo. Mossas Restauradoras Int J Periodontics. 2005;25:439-47.

246.Lindeboom JA, Tjiook Y, Kroon FH. Colocação imediata de implantes em locais infectados peri-apicais: um estudo prospectivo aleatório em 50 pacientes. Oral Surg Oral

Med Oral Pathol Oral Radiol Endod Oral. 2006;101:705-10. DOI: 10.1016/j.tripleo.2005.08.022

247. Peñarrocha-Diago M, Carrillo-Garcîa C, Boronat-Lopez A, García-Mira B. Estudo comparativo de implantes de grande diâmetro colocados após extracção dentária e implantes posicionados em osso maduro para substituição de molares. Implantes Int J Oral Maxillofac. 2008 Jun;23(3):497-501.

248. Cafiero C, Annibali S, Gherlone E, Grassi FR, Gualini F, Magliano A, et al. Colocação imediata de implantes transmucosos em locais de extracção de molares: um estudo de coorte multicêntrico pró-específico de 12 meses. Clin Oral Implants Res. 2008;19:476-82.

249. Botticelli D, Renzi A, Lindhe J, Berglundh T. Implantes em tomadas de extracção frescas: um estudo clínico prospectivo de seguimento de 5 anos. Clin Oral Implants Res. 2008;19:1226-32. https://doi.org/10.1111/j.1600-0501.2008.01620.x

250. Palattella P, Torsello F, Cordaro L. Comparação clínica prospectiva de dois anos de substituição imediata versus restauração imediata de um único dente na zona estética. Clin Oral Implants Res. 2008;19:1148-53. https://doi.org/10.1111/j.1600-0501.2008.01578.x

251. Fugazzotto PA. Colocação de implantes na altura da extracção de molares mandibulares: Descrição da técnica e resultados preliminares de 341 casos. J Periodontol. 2008;79(4):737–47. DOI: 10.1902/jop.2008.070293

252. Siciliano VI, Salvi GE, Matarasso S, Cafiero C, Blasi A, Lang NP. Cura dos tecidos moles em implantes transmucosos imediatos colocados em locais de extracção de molares com deiscências autocontidas buc-cal. Um ensaio clínico controlado durante 12 meses. Clin Oral Implants Res. 2009;20:482-8. DOI: 10.1111/j.1600-0501.2008.01688.x

253. Bloco MS, Mercante DE, Lirette D, Mohamed W, Ryser M, Castellon P. Avaliação prospectiva de restaurações provisórias imediatas e adiadas de um único dente. J Oral Maxillofac Surg. 2009;67: 89-107. https://doi.org/10.1016/j.joms.2009.07.009

254. Del Fabbro M, Boggian C, Taschieri S. Colocação imediata de implantes em locais de extracção frescos com características patológicas periapicais crónicas combinadas com plasma rico em factores de crescimento: resultados preliminares do estudo de um coorte único. J Oral Maxillofac Surg. 2009;67:247684.

255. Esposito M, Grusovin MG, Polyzos IP, Felice P, Worthington HV. Tempo de colocação de implantes após a extracção dentária: implantes imediatos, imediatos atrasados ou retardados? Uma revisão sistemática da Cochrane. Eur J Implantol Oral. 2010;3(3):189–205.

256.Gökçen-Röhlig B, Meriç U, Keskin H. Resultados clínicos e radiográficos de implantes imediatamente colocados em tomadas de extracção frescas. Oral Surg Oral Med Oral Pathol Oral Radiol Endod Oral. 2010 Abr;109(4):e1-7.

257.van Kesteren, Christopher J.; Schoolfield, John; West, Jason; Oates, Thomas. Um estudo clínico prospectivo randomizado das alterações na posição dos tecidos moles após a colocação imediata e retardada do implante. (2011). *The Journal of Prosthetic Dentistry, 105(2), 77.* doi:10.1016/s0022-3913(11)60001-2

258.Lang, N. P., Pun, L., Lau, K. Y., Li, K. Y., & Wong, M. C. (2011). *Uma revisão sistemática das taxas de sobrevivência e sucesso dos implantes colocados imediatamente em novas tomadas de extracção após pelo menos 1 ano. Clinical Oral Implants Research, 23, 39-66.*doi:10.1111/j.1600-0501.2011.02372.x

259.Peñarrocha-Oltra D, Demarchi CL, Maestre-Ferrín L, Peñarrocha-Diago M. Comparação de implantes imediatos e retardados na região molar maxilar: um estudo retrospectivo de 123 implantes. Implantes Int J Oral Maxillofac. 2012;27(3):604.

260.Ortega-Martínez J, Pérez-Pascual T, Mareque-Bueno S, Hernández-Alfaro F, Ferrés-Padró E. Implantes imediatos após extracção dentária. Uma revisão sistemática. Med Oral Patol Oral Cir Bucal. 2012 Mar 1;17 (2):e251-61.

261.Maria Peñarrocha-Diago, Carla L. Demarchi, Laura Maestre-Ferrín, Celia Carrillo, David Peñarrocha-Oltra, Miguel A. Peñarrocha-Diago. Uma comparação retrospectiva de 1.022 Implantes: Immediate Versus Nonimmediate. Int J Oral Maxillofac Implantes 2012;27:421-427.

262.Hayacibara RM, Gonçalves CS, Garcez-Filho J, Magro-Filho O, Esper H, Hayacibara MF. A taxa de sucesso da colocação imediata de molares mandibulares: uma avaliação clínica e radiográfica retrospectiva entre 2 e 8 anos. Clin Oral Implants Res. 2013;24(7):806-11. https://doi.org/10.1111/j.1600-0501.2012.02461.x.

263.Rezaei Esfahrood Z, Nourelahi M. Implantação Imediata em Sítios Maxilares Molares: A Literature Review, Middle East J Rehabil Health Stud. 2015 ; 2(3):e30616. doi: 10.17795/mejrh-30616.

264.Tonetti MS, Cortellini P, Graziani F, Cairo F et. al. Colocação de Implante Imediata vs. Atrasada após Extracção Anterior de Dentes Simples: O ensaio clínico aleatório controlado por tempo 2016. J Clin Periodontol. 2017 Fev;44(2):215-224. doi: 10.1111/jcpe.12666. Epub 2017 Jan 31. doi: 10.1111/jcpe.12666.

265.C. C.Mello, C.A.A.Lemos, F.R.Verri, D.M.dos Santos, M.C.Goiato et. al. Colocação imediata de implantes em novas tomadas de extracção versus implantes retardados em tomadas cicatrizadas: Uma revisão sistemática e meta-análise. Int J Oral Maxillofac Implantes 2017; 46: 1162-1177 https://doi.org/10.1016/j.ijom.2017.03.016

266.Cosyn J, Lat L, Seyssens L, Doornewaard R, Deschepper E, et. al. A eficácia da colocação imediata do implante para substituição de um único dente em comparação com a colocação retardada do implante: uma revisão sistemática e uma meta-análise. J Clin Periodontol. 2019 Jan 9. doi: 10.1111/jcpe.13054

267.Mauricio G. **Araújo, Cleverson O. Silva, Andrė B. Souza, Flavia Sukekava. Cura de** tomadas com e sem colocação imediata de implantes: Um artigo de revisão. Periodontologia 2000. 2019;79:168–177. DOI: 10.1111/prd.12252

268.Denardi, R.J., da Silva, R.D., Thomé, G. et al. Resposta óssea após colocação imediata de implantes na maxila anterior: uma revisão sistemática. Oral Maxillofac Surg (2019) 23: 13. https://doi.org/10.1007/s10006-019-00742-9

269. Levine A Robert et.al. 10 Keys for Successful Esthetic-Zone Immplants Single Immediate Implants. COMPEDIUM. Abril 2017. Volume 38 Número 4.

270.Z. **Stajcˇic'', L.J. Stojcˇev', M. Kalanovic', A. Đinic', N. Divekar, M. Rodic': Remoção** de implantes dentários: revisão de cinco técnicas diferentes. Int. J. Oral Maxillofac': Remoção de implantes dentários. Surg. 2016; 45: 641-648.

MIX
Papier aus verantwortungsvollen Quellen
Paper from responsible sources
FSC® C105338

Printed by Books on Demand GmbH, Norderstedt / Germany